John P. Lampignano, MEd, RT(R)(CT)
Leslie E. Kendrick, MS, RT(R)(CT)(MR)

Bontrager's Handbook of Radiographic Positioning and Techniques
Tenth Edition

Bontrager X线摄影定位与技术手册

（第10版）

编　著　〔美〕 约翰·P. 兰姆皮尼亚诺
莱斯莉·E. 肯德里克

主　译　王　骏　缪建良　高晓龙　王玉珏

U0326318

天津出版传媒集团
天津科技翻译出版有限公司

著作权合同登记号：图字：02-2023-024

图书在版编目(CIP)数据

Bontrager X 线摄影定位与技术手册/(美)约翰·P.
兰姆皮尼亚诺(John P. Lampignano),(美)莱斯莉·E.肯
德里克(Leslie E. Kendrick)编著;王骏等主译. —
天津:天津科技翻译出版有限公司,2025.3
书名原文: Bontrager's Handbook of
Radiographic Positioning and Techniques
ISBN 978-7-5433-4444-0

Ⅰ.①B… Ⅱ.①约… ②莱… ③王… Ⅲ.①X 射线摄
影-摄影定位-技术手册 Ⅳ.①R814-62

中国国家版本馆 CIP 数据核字(2024)第 051425 号

Elsevier(Singapore)Pte Ltd.
3 Killiney Road, #08-01 Winsland House I, Singapore 239519
Tel: (65)6349-0200; Fax: (65)6733-1817

注意

本译本由 Elsevier (Singapore) Pte Ltd.和天津科技翻译出版有限公司完成。相关从业及研究人员必须凭借其自身经验
和知识对文中描述的信息数据,方法策略,搭配组合,实验操作进行评估和使用。由于医学科学发展迅速,临床诊断和给药
剂量尤其需要经过独立验证。在法律允许的最大范围内,爱思唯尔,译文的原文作者,原文编辑及原文内容提供者均不对译
文或因产品责任,疏忽或其他操作造成的人身及(或)财产伤害及(或)损失承担责任,亦不对由于使用文中提到的方法,产
品,说明或思想而导致的人身及(或)财产伤害及(或)损失承担责任。

中文简体字版权属天津科技翻译出版有限公司。

授权单位:Elsevier (Singapore) Pte Ltd.
出　　版:天津科技翻译出版有限公司
出 版 人:方 艳
地　　址:天津市和平区西康路 35 号
邮政编码:300051
电　　话:(022)87894896
传　　真:(022)87893237
网　　址:www.tsttpc.com
印　　刷:天津海顺印业包装有限公司
发　　行:全国新华书店
版本记录:890mm×1240mm 32 开本 11 印张 328 千字
　　　　　2025 年 3 月第 1 版 2025 年 3 月第 1 次印刷
　　　　　定价:88.00 元

(如发现印装问题,可与出版社调换)

译者名单

主　译　王　骏　缪建良　高晓龙　王玉珏

副主译　田春江　冷媛媛　李　蒙　陈莉平
　　　　徐　明　姜　媛

译校者　(按姓氏汉语拼音排序)

陈莉平　镇江市中西医结合医院(镇江市第二人民医院)

高晓龙　上海市宝山区罗店医院

姜　媛　高邮市人民医院

冷媛媛　四川省自贡市第一人民医院

李　蒙　中国医学科学院肿瘤医院

刘小艳　南通大学附属医院

孟亚兵　南京大学医学院附属鼓楼医院

缪建良　中国人民解放军空军杭州特勤疗养中心疗养一区

田春江　南开大学附属南开医院

王　骏　长沙医学院

王怀成　高邮市人民医院

王文文　海军军医大学第二附属医院(上海长征医院)

王玉珏　南京中医药大学附属江苏省中医院

吴虹桥　南京医科大学附属常州妇幼保健院

徐　明　辽宁医药职业学院

尹雪梅　秦皇岛市第一医院

张　娟　江苏省盐城市滨海县人民医院

中文版前言

随着计算机和互联网的普及与发展,医学影像学发展迅速,已成为现代医学中发展最快的学科之一。其中,放射成像技术对医学影像诊断起到至关重要的作用。

《Bontrager X 线摄影定位与技术手册》为放射成像领域经典教科书,现已更新至第 10 版。书中清晰展示了 217 个 X 线摄影体位,并对每个投照体位进行了详细介绍。本书图文并茂,简明易懂,而且便于携带,使放射科医师可以随时随地查阅需要的信息,快速掌握放射成像的关键技术和注意事项,从而提高放射成像水平。

本书可供放射科技术人员、技师、进修医师,以及各大医学院校医学影像专业师生参考阅读。另外,骨科、运动康复科等相关医师也可从中受益。

因时间和水平有限,书中难免有不当之处,恳请广大读者批评指正,以利我们做得更好。

前　言

　　这本袖珍手册由 Kenneth Bontrager 于 1994 年首次编写,以满足学生和技术人员对更加全面和实用的袖珍指南的需求,其中涵盖了 X 线摄影定位和技术(曝光系数)的应用。第 10 版袖珍手册包括所有常见的成像操作,且开本较小,便于在临床工作中随身携带。书中还留有个人笔记的空间,便于记录针对特定设备或特定机房、部门最可行的曝光系数。编者经过仔细斟酌,确保 Bontrager 教材中关于定位的内容能准确地呈现在本书中。

　　每个投影/体位都有定位描述和照片,还给出了中心线(CR)位置、球管倾斜角度、特殊 CR 角度、自动曝光控制(AEC)单元位置、患者屏蔽防护和推荐的 kVp 范围。在操作前快速查看这些信息可以确保检查的准确性,减少因定位不当或曝光参数不当而导致的重复曝光。

标准 X 线图像和评价标准

　　本手册的第 10 版包括每个体位下的标准的、摆位良好的 X 线图像。此外,还增加了一个关于质量因素的列表。读者可以通过观察 X 线图像并将其与列表中的评价标准进行比较,对临床的 X 线图像进行评价。

致 谢

感谢本书第 10 版的编辑 Kelli Haynes。Kelli 出色地完成了本书的内容更新工作。正是由于她的专业和对细节的关注,本书才更加全面、实用。

感谢 Elsevier 的 Jamie Blum、Sonya Seigafuse、Tina Kaemmerer 和 Rich Barber 在本书的出版过程中给予的支持和专业指导。

最要感谢的是我们以前的学生、技术人员、美国的许多教育工作者,感谢他们的鼓励和支持。希望本书能够对提高读者的放射成像水平提供帮助。

John 和 Leslie

使用说明

本手册旨在提供 X 线摄影定位和操作的快速参考和回顾，并无意于取代 Bontrager 教材中描述的定位技术，只是作为辅助工具，为技师提供对于关键要素的快速回顾：定位、中心线（CR）、位置、千伏峰值（kVp）范围和减少患者剂量的方法。关键要素如下。

辐射防护：每个摄影体位之后都加入了对辐射防护方法和屏蔽的描述，技师在检查中有责任确保对辐射敏感组织的屏蔽、准直和选用适当的曝光参数。科室操作规范应说明是否使用性腺屏蔽功能。关于减少患者剂量的建议见附录 A。

kVp 范围：每个摄影体位之后都有推荐的 kVp 范围。这些建议基于最佳实践并经成像专家验证。这些 kVp 范围并非适用于所有科室的操作规范或成像系统。技师应咨询辐射安全监管部门，以确定适合其临床环境的 kVp 范围。

章首页：每章章首页都有摄影体位列表，便于查找特定的摄影体位，也可以标记科室的常规检查。每个摄影体位后面都标有 R 或 S，表示常规摄影体位或特殊摄影体位。

标准 X 线摄影图像和评价标准：每个摄影体位之后都有对应的 X 线图像。这些 X 线图像展示了需要观察的关键解剖结构。评价标准包括解剖显示、体位和曝光，供技师们对采集的图像进行评价。

各页摄影体位的格式都与此页相似。

①推荐的自动曝光控制（AEC）电离室（以胸部后前位为例标明了深色的 R 和 L 上部单元）。注意：在使用前与科室核实 AEC 电离室的选择。

②CR 位于中心时的照射野尺寸。

③推荐用于普通成人的影像接收器（IR）尺寸，参照感兴趣的解剖结构，纵向或横向放置。是否使用滤线栅。

④患者体位描述。

⑤CR 位置和 CR 角度。

⑥建议的源像距（SID）范围。

⑦建议的 kVp 范围（用铅笔标注成像系统的 kVp 范围）。

⑧曝光参数（用铅笔标注），根据患者体型[小型（S）、中型（M）或大型（L）]的最佳情况填写。

⑨对于模拟系统或需要技术调整的特定类型的数字影像探测器，空格内可填写曝光参数。

后前位：胸部

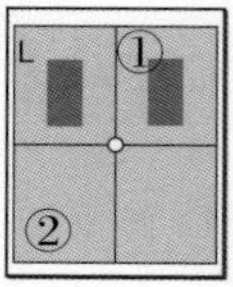

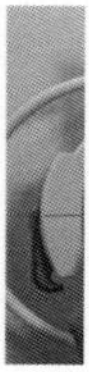

图 1.2

20cm

- 35cm×43cm，竖放或横放。③
- 采用滤线栅。

体位 ④

- 站立位，下颌抬高，双手置于双髋紧贴影像探测器。
- 将 CR 置于患者肺野中心，并进行
- 胸部两侧距 IR 两侧边缘距离相等确保胸部没有旋转。

⑤中心线：CR 垂直于 IR，中心点对准第（或肩胛下角）。

源像距（SID）：180cm。⑥

准直：四边准直至肺野（上缘应至肩外缘）。

呼吸：充分吸气末立即曝光。

kVp 范围：110~125 ⑦

体型⑧	cm	kVp	mA	时间	m
小型					
中型	⑨				
大型					

目　录

共同交流探讨
提升专业能力

▪·■ 智能阅读向导为您严选以下专属服务 ■·▪

【 推荐书单 】　　专业好书推荐，
　　　　　　　　　助您精进专业知识。

【 读者社群 】　　与书友分享阅读心得，
　　　　　　　　　交流专业知识与经验。

操作步骤指南

微信扫码直接使用资源，无需额
外下载任何软件。如需重复使用
可再扫码，或将需要多次使用的
资源、工具、服务等添加到微信
"收藏"功能。

扫码添加
智能阅读向导

第 **1** 章　胸部

定位注意事项与辐射防护

准直

在胸部 X 线摄影中,精确准直很重要。通过准直限制原发 X 线束,不仅可以通过减少照射组织的体积来降低患者剂量,而且还可以通过减少散射线来改善图像质量。

正确的中心线定位

精确准直并对颈部以上射线敏感区域进行防护,需正确地将中心线(CR)定位于胸部正中(T7)。这也可防止曝光产生的散射线和继发射线对膈下腹部区域,尤其是对射线敏感的生殖器官造成影响。

定位胸部后前位第 7 胸椎,以第 7 颈椎,即隆椎为参考,隆椎下 18~20cm 即为第 7 胸椎水平。

前后位胸部 CR 在颈静脉切迹下 8~11cm,球管向足部倾斜 3°~5° (或 CR 经胸骨体中部垂直入射)。

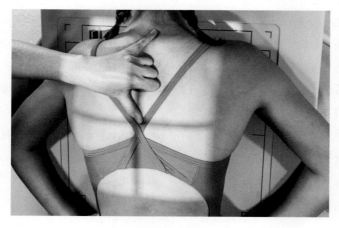

图 1.1　正确的 CR 定位。

屏蔽

除了精确准直之外,铅屏蔽应该被用来保护肺以下的腹部区域,这对儿童、妊娠女性和育龄期女性尤其重要。

胸部 X 线摄影常用的屏蔽类型是放置在患者与 X 线管之间的,可上下调节的可移动式屏蔽装置。也可以将乙烯基塑料覆盖的铅衣系在腰上。这两种类型的屏蔽物都应该置于髂嵴水平或略高于大腿中部。

数字成像注意事项

以下技术因素可降低患者剂量并改善图像质量。

准直:缩小准直可减少患者的剂量并减小到达影像探测器的散射线。

精准定位:考虑到数字影像探测器所使用的曝光参数,体部和 CR 被精准定位到影像接收器(IR)中心很重要。在胸部成像中,CR 置于肺野中心。

曝光参数:数字系统以较宽的曝光幅度被熟知,利于较宽的曝光参数范围 (kVp 和 mAs)。然而,仍必须遵守合理使用低剂量(ALARA)的原则。因此,为了保持最佳影像质量,应使用最高 kVp 和最低 mAs。

曝光指数(EI):技师必须检查曝光指数,以验证曝光参数是否在正确的范围内被使用,从而确保最佳质量和对患者最低辐射。

滤线栅:作为一般规则,在胸部 X 线摄影中,高 kVp(>100)需要使用滤线栅。

后前位:胸部

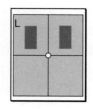

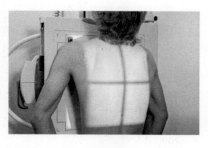

图 1.2　胸部后前位(CR 位于隆椎下约 20cm 处,女性平均为 18cm)。

- 35cm×43cm,竖放或横放。
- 采用滤线栅。

体位

- 站立位,下颌抬高,双手置于双髋,掌心向外,双肩向前内旋,紧贴影像探测器。
- 将 CR 置于患者肺野中心,并进行上下精确准直。
- 胸部两侧距 IR 两侧边缘距离相等;正中冠状面平行于 IR,以确保胸部没有旋转。

中心线:CR 垂直于 IR,中心点对准第 7 胸椎,或隆椎下 18~20cm(或肩胛下角)。

源像距(SID):180cm。

准直:四边准直至肺野(上缘应至隆椎水平,外侧缘应至皮肤外缘)。

呼吸:充分吸气末立即曝光。

kVp 范围:110~125

体型	cm	kVp	mA	时间	mAs	SID	曝光指数
小型							
中型							
大型							

侧位:胸部

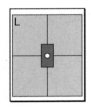

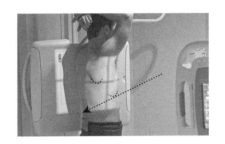

- 35cm×43cm,竖放。
- 采用滤线栅。

图 1.3　左侧位胸片。

体位

- 站立位,身体左侧紧贴 IR(除非显示右侧位)。
- 双臂上举超过头顶,下颌抬高。
- 侧位,没有旋转或倾斜;正中矢状面平行于 IR(不要将臀部置于 IR 上)。
- CR 对准胸部中心,且前后对准 IR。

中心线:CR 垂直于 IR,中心点对准第 7 胸椎水平。与后前位相比,平均 IR 和 CR 应降低约 2.5cm。

SID:180cm。

准直:四边准直至肺野(上缘应至隆椎水平)。

呼吸:充分吸气末立即曝光。

kVp 范围:110~125

体型	cm	kVP	mA	时间	mAs	SID	曝光指数
小型							
中型							
大型							

侧位(轮椅或担架):胸部

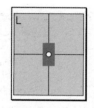

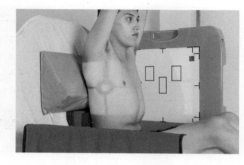

- 35cm×43cm,竖放。
- 采用滤线栅。

图 1.4　在担架上拍摄左侧位胸片。

体位

- 上身挺直坐在担架上或轮椅上。
- 双臂交叉超过头顶,或抓住手臂支撑架。
- CR 位于胸部中心,且前后对准 IR。
- 没有旋转或倾斜,正中矢状面平行于 IR,下颌上抬。

中心线:CR 垂直于 IR,中心点对准胸部第 7 胸椎水平中部(颈静脉切迹下方 8~10cm)。

SID:180cm。

准直:四边准直至肺野(上缘至隆椎水平)。

呼吸:充分吸气末立即曝光。

kVp 范围:110~125

体型	cm	kVP	mA	时间	mAs	SID	曝光指数
小型							
中型							
大型							

后前位(前后位):胸部评价标准

解剖显示

• 显示双肺,从肺尖到肋膈角,以及两侧肋骨侧缘。

• 10 根肋骨显示在横膈上方。

体位

• 下颌充分抬起,且肩关节向前旋转,以防肩胛骨与肺野重叠。

• 无旋转,胸锁关节等距,双侧肋骨边缘距脊柱中线等距。

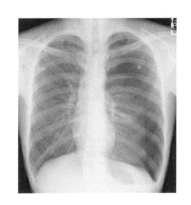

图 1.5　胸部后前位。

曝光

• 无移动,肋骨边缘、横膈、心脏边界轮廓清晰,肺纹理清晰。

• 最佳纵向对比可以显示肺内细小血管纹理,胸廓中部和上胸椎轮廓略模糊,心脏和纵隔后可见后肋。

侧位:胸部评价标准

解剖显示

• 显示从肺尖到肋膈角,从胸骨到后肋的整个肺。

体位

• 下颌抬高,手臂上举,以防与肺尖重叠。

• 没有旋转,后肋及肋膈角在 IR 上的投影略偏一侧(靠后约 1cm,因为射线发散)。

• 肺门区应位于 IR 中心。

曝光

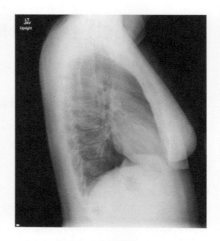

* 无移动,横膈和肺纹理轮廓清晰。
* 充分曝光纵向对比显示心后及上肺的肋骨轮廓及肺纹理,肺部其他区域没有过度曝光。

图 1.6 胸部侧位。

侧卧位:胸部

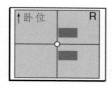

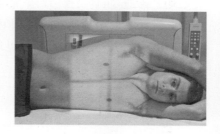

* 35cm×43cm,依据患者的位置横放。
* 采用滤线栅。

图 1.7 胸部左侧卧位前后位。

体位

* 患者侧卧(右或左,见下文"注意"部分),患者下方有透射垫。
* 确保担架不动(锁住轮子)。
* 下颌伸直,双臂举过头顶,以清晰显示肺野。患者背部紧贴IR。
* 标准的前后位,无旋转,CR 对准 T7 水平(IR 上界约超过隆椎 2.5cm)。

中心线:CR 对准 T7 水平,位于颈静脉切迹下方 8~10cm。

SID:180cm 伴内置滤线栅;100~110cm 伴直立式滤线器。

准直:四边准直至肺野(上缘至隆椎水平)。

呼吸:充分吸气末立即曝光。

注意:如疑似存在液体(胸腔积液),疑侧朝下;如疑似存在空气(气胸),疑侧朝上。

kVp 范围:110~125

体型	cm	kVp	mA	时间	mAs	SID	曝光指数
小型							
中型							
大型							

前凸位:胸部

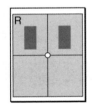

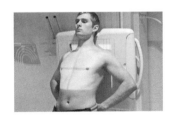

图 1.8　前凸位(肺尖显示最佳)。

- 35cm×43cm,竖放或横放。
- 采用滤线栅。

体位

- 患者站立于离 IR 30cm 远处,背向后倾,肩、颈、头的后部靠在 IR 上。
- 双手置于臀部,手掌向外,肩部旋前。
- CR 置于胸部正中矢状面中心;IR 顶部应高于肩部 7~8cm。

中心线:CR 垂直于 IR,中心点置于胸骨中部(颈静脉切迹下 9cm)。

SID:180cm。

准直:四边准直至肺野(上缘至隆椎水平)。

呼吸:充分吸气末立即曝光。

注意:如果患者太虚弱且站不稳,或不能做站立前凸位 X 线摄影,可采用前后半轴位,向头部倾斜 15°~20°进行摄影。

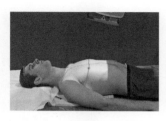

图 1.9　仰卧,CR 向头侧倾斜 15°~20°。

kVp 范围:110~125

体型	cm	kVp	mA	时间	mAs	SID	曝光指数
小型							
中型							
大型							

侧卧位:胸部评价标准

解剖显示

• 显示全部肺野,包括肺尖、双侧肋膈角和肋骨边缘。

体位

无旋转,脊柱至两侧肋骨外侧缘距离相等;两侧胸锁关节至脊柱距离相等。手臂不应与上部肺野重叠。对于中等体型的患者,准直中心应置于 T7。

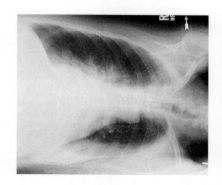

图 1.10　左侧卧位。

曝光

- 无运动;横膈、肋骨、心脏边界和肺纹理清晰。
- 最佳对比度应使心后椎骨和肋骨隐约可见。

前凸位:胸部评价标准

解剖显示

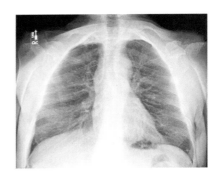

- 显示整个肺野;锁骨显示在肺尖上方。

体位

- 锁骨几乎与肺尖上方水平。
- 肋骨显示失真,后肋几乎水平,并与前肋重叠。
- 锁骨内侧端及肋骨外侧缘与脊柱中线距离相等,无明显旋转。

图 1.11 胸部前凸位。

曝光

- 无移动;横膈、心脏和肋骨边缘清晰。
- 最佳对比度可以显示肺的血管纹理,特别是肺尖和上肺。

前斜位(右前斜和左前斜):胸部

- 35cm×43cm,竖放。
- 采用滤线栅。

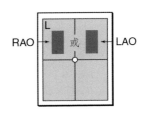

体位

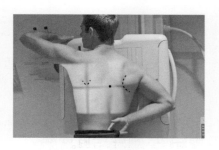

图 1.12　右前斜 45°。

- 站立,右前斜位(RAO)为右前肩部紧贴 IR,并旋转 45°,左前斜位(LAO)为左前肩部紧贴 IR,并旋转 45°(某些心脏检查要求左前斜位,从后前位旋转 60°)。

- 可选择后斜位。左后斜位显示左胸最佳,右后斜位显示右胸最佳。

- 远离 IR 的手臂置于头部或 IR 把手上。

- 离 IR 最近的手臂置于臀部,患者直视前方,下颌上抬。

- 胸部外侧置于 IR 边缘;CR 垂直于 T7 水平。

中心线:CR 垂直于 IR,中心点对准正中矢状面与胸部外侧缘中点 T7 水平(隆突下方 8~10cm)。

SID:180cm。

准直:四边准直至肺野(上缘至隆椎水平)。

呼吸:充分吸气末立即曝光。

kVp 范围:110~125

体型	cm	kVp	mA	时间	mAs	SID	曝光指数
小型							
中型							
大型							

前斜位(右前斜和左前斜):胸部评价标准

解剖显示

• 包括从肺尖到肋膈角的两侧肺野;右前斜位会拉长左胸,而左前斜位会拉长右胸。

体位

• 旋转 45°时,离 IR 最远的外侧肋缘到脊柱的距离,应约为离 IR 最近的肋缘至脊柱距离的 2 倍。

曝光

• 无移动;横膈和肋骨边缘清晰。

• 心脏后隐约可见肺部的血管纹理和肋骨轮廓。

• 最佳曝光和对比度可使除心脏最高密度区域外,整个肺的血管纹理和肋骨轮廓可见。

注意

• 前斜位最适合显示离 IR 最远的一侧。后斜位最适合显示离 IR 最近的一侧。

• 较小的旋转(15°~20°)可以更好地显示可能存在的肺部疾病。

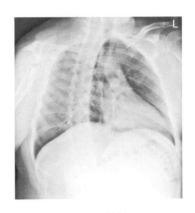

图 1.13　右前斜 45°。

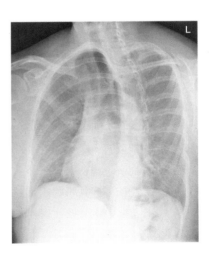

图 1.14　左前斜 45°。

前后位及侧位:上呼吸道

气管与喉

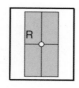

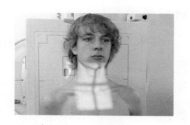

图 1.15   前后位。

- 24cm×30cm,竖放。
- 采用滤线栅。

体位

• 直立,坐位或站立,上呼吸道中心置于 CR 上。

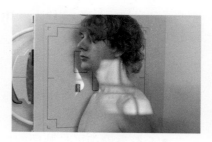

图 1.16   侧位。

- 双臂下垂,下颌稍抬高。
- 侧位:双肩下压并向后伸。
- 患者上呼吸道中心置于 CR 和 IR 中心(喉和气管位于颈椎和胸椎的前方)。

中心线:CR 垂直于 IR,CR 对准 C6 或 C7 水平,位于甲状软骨喉部突起与颈静脉切迹之间。

SID:180cm。

准直:准直至颈部软组织区域。

呼吸:在缓慢深吸气时曝光。

kVp 范围:75~85

体型	cm	kVp	mA	时间	mAs	SID	曝光指数
小型							
中型							
大型							

前后位及侧位：上呼吸道评价标准

前后位及侧位解剖显示

- 解剖显示颈部软组织,包括喉与充满气体的气管。

体位

前后位

- 无旋转,胸锁关节对称显示。
- 下颌骨与颅底重叠。

侧位

- 为使颈部可见,图像上缘需包括外耳道。

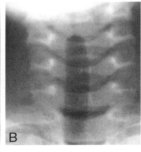

图 1.17　上呼吸道前后位。(A)声门关闭。(B)声门开放。

- 如果主要观察喉和气管远端,应降低 IR 和 CR,将 CR 置于颈静脉切迹上缘(T1~T2)。

曝光

前后位及侧位

- 最佳曝光包括软组织技术,其中充满气体的喉部和上呼吸道不会过度曝光。
- 颈椎显示曝光不足。

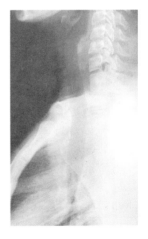

图 1.18　上呼吸道侧位。

前后位(台面):小儿胸部

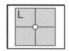

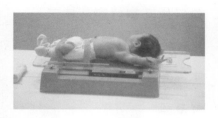

- 18cm×24cm 或 24cm×30cm,横放。
- 不用滤线栅;数字成像系统滤线栅不能去除时,采用滤线栅。

图 1.19   固定器件。

体位

- 仰卧,手臂和下肢伸直,用胶带和沙袋或其他方式固定手臂和下肢。
- 胸部没有转动,性腺防护应超过骨盆区域。
- CR 置于 IR 和胸部中心,肩部在 IR 顶端以下 5cm。

中心线:CR 垂直于 IR,正中矢状面位于胸部正中、乳头线水平。

SID:最小 125cm;X 线管尽可能抬高。

准直:四边准直至胸外侧边缘。

呼吸:充分吸气末立即曝光;如患儿哭泣,则在充分吸气后曝光。

注意:如果需要家长的帮助,嘱家长将患儿的手臂举过头顶,一只手将患儿的头向后倾;另一只手压住患儿的下肢(提供铅围裙和手套)。

kVp 范围:70~85

体型	cm	kVp	mA	时间	mAs	SID	曝光指数
小型							
中型							
大型							

直立后前位(用"O 型小猪笼"儿童固定器)：小儿胸部

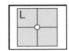

- 18cm×24cm 或 24cm×30cm，竖放。
- 不用滤线栅；摄影系统滤线栅不能去除时，采用滤线栅。

体位

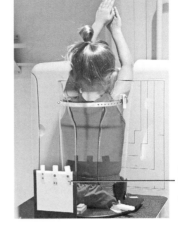

具有 R、L 标记的铅屏蔽

图 1.20　胸部后前位 DR（5 岁患儿，"O 型小猪笼"儿童固定器）。

- 患儿坐在座位上，双侧下肢分开。
- 调整座位高度，使肩部置于 IR 上缘下方约 2.5cm 处。
- 双臂上举，在身体两侧牢固放置两个夹子，将上举的双臂和头部固定在适当的位置。
- 在髂骨上方 2.5~5cm 处，设置带 R 和 L 标记的铅屏蔽上缘。

中心线：CR 垂直于 IR，中心至肺野中心，双侧乳头线水平。

SID：最小 180cm。

准直：四边准直至胸外侧缘。

呼吸：充分吸气；如患儿哭泣，则在充分吸气后曝光。

kVp 范围：70~85

体型	cm	kVp	mA	时间	mAs	SID	曝光指数
小型							
中型							
大型							

侧位(台面):小儿胸部

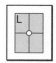

- 18cm×24cm 或 24cm×30cm,竖放。
- 不用滤线栅。

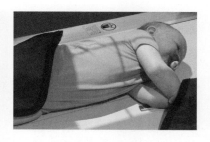

图 1.21　胸部侧位(用胶带和沙袋固定)。

体位

- 侧卧(通常为左侧卧位),双臂伸过头顶。
- 用胶带和沙袋固定手臂,以确保标准的侧位。
- 屈髋屈膝,用胶带和沙袋固定,或用固定带固定双侧下肢和臀部;铅屏蔽覆盖骨盆区域。

中心线:CR 垂直于 IR,以正中冠状面为中心,乳头线水平。

SID:最小 125cm。

准直:四边准直至胸外侧缘。

呼吸:充分吸气末曝光;如患儿哭泣,则在充分吸气后曝光。

注意:如需家长协助,嘱家长将患儿的手臂举过头顶,一只手将患儿的头向后倾;另一只手压住患儿的下肢(提供铅围裙和手套)。

kVp 范围:70~85

体型	cm	kVp	mA	时间	mAs	SID	曝光指数
小型							
中型							
大型							

直立侧位(用"O 型小猪笼"儿童固定器):小儿胸部

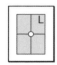

- 18cm×24cm 或 24cm×30cm,竖放。
- 不用滤线栅。

体位

- 患儿仍保持与胸部后前位相同的姿势,改变 IR,并旋转整个座位及人体固定夹 90°,呈左侧位;铅屏蔽至髂骨上方,以确保没有旋转。
- 改变铅标记,显示为左侧。

中心线:CR 垂直于 IR,中心对准胸中部,乳头线水平。

SID:180cm。

准直:四边准直至胸外侧缘。

呼吸:充分吸气末;如患儿哭泣,则在充分吸气后曝光。

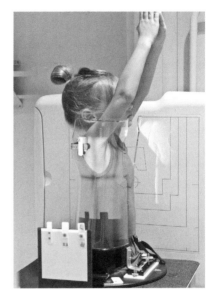

图 1.22　胸部侧位(5 岁患儿"O 型小猪笼"儿童固定器)。

kVp 范围:70~85

体型	cm	kVp	mA	时间	mAs	SID	曝光指数
小型							
中型							
大型							

后前位(前后位):小儿胸部评价标准

解剖显示

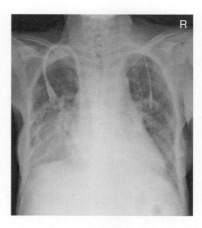

- 显示从肺尖到肋膈角的全部肺野。
- 从第 1 胸椎向下显示充满气体的气管,以及肺门区纹理、胸腺、心脏和胸廓。

体位

- 下颌充分抬高。
- 无旋转,两侧肋骨边缘至脊柱的距离相等。
- 充分吸气末,可见第 9(偶尔为第 10)后肋位于横膈上方。

图 1.23 前后位(后前位)小儿胸部(显示有呼吸及自主移动,横膈模糊)。

曝光

- 肺对比度足以显示肺内细小纹理。
- 心脏和纵隔结构后隐约可见肋骨和脊柱的轮廓。
- 无移动,肋骨边缘轮廓、横膈和心脏影清晰。

侧位:小儿胸部评价标准

解剖显示

- 显示从肺尖到肋膈角和从胸骨前缘到肋骨后缘的整个肺野。

体位

- 下颌和手臂充分抬高。

● 无旋转，双侧后肋和肋膈角重叠。

曝光

● 无移动，横膈轮廓、肋骨边缘和肺纹理清晰。

● 最佳对比度和密度，心后肋骨及肺纹理隐约可见。

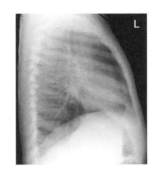

图 1.24　侧位小儿胸部（DR）。

（王玉珏　王骏　缪建良　田春江　王文文　吴虹桥　译）

第 **2** 章 上肢

目 录

技术因素

　　以下技术因素对于所有上肢操作都很重要,可以最大限度地提高图像的锐利度:

- SID 为 100cm,最小物像距(OID)。
- 小焦点。
- 不用滤线栅或台面式(TT)。

● 数字成像需要特别注意精确的 CR,并置于中心位置,缩小准直。

● 较短的曝光时间。

● 固定(当需要时)。

● 成像板(IP)多次曝光:可以在同一张 IP 上拍摄多幅图像。此时,需仔细准直并进行铅屏蔽,以防止预曝光或其他图像产生灰雾。因此,推荐每张 IP 曝光 1 次。

● 数字系统的滤线栅使用:滤线栅通常不用于上肢检查,除非肢体(如肩部)厚度>10cm。

辐射防护

准直

如果用 IR,四边均应见准直边界。

患者屏蔽

直立患者:对于坐在床面末端的患者,应始终对辐射敏感器官进行屏蔽,以防暴露于散射辐射和发散的初级射线。

卧位患者:对于仰卧于担架或床面上进行上肢检查的患者,规范的做法是始终在适当的部位进行屏蔽,特别是性腺部位。

后前位：指骨

常规选择：包括整个手的后前位指骨 X 线摄影，防止手的其他部位因此受到二次创伤(见"后前位：手")。

- 18cm×24cm，竖放；尽可能使用最小的 IR 范围，并对兴趣区进行准直。

- 不用滤线栅。

- 在同一 IR 内多次曝光时，用铅板遮挡。

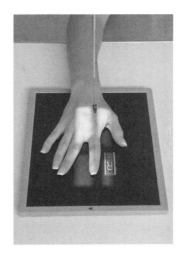

图 2.1　后前位——第 2 指骨。

体位

- 患者坐位，肘关节屈曲 90°，手和前臂置于台面上(铅屏蔽置于患者大腿部)。

- 手掌向下，五指分开。

- 患侧手指的长轴与 IR 纵轴一致并对准中心曝光。

中心线：CR 垂直于并对准近指间关节中心。

SID：100cm。

准直：四边准直至兴趣区和掌骨远端。

kVp 范围：55~65

体型	cm	kVp	mA	时间	mAs	SID	曝光指数
小型							
中型							
大型							

后前斜位:指骨

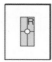

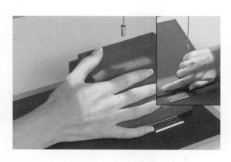

图 2.2　后前斜位,第 2 指骨(平行于 IR)。插图:最小的 OID。

• 18cm×24cm,竖放;尽可能使用最小的 IR 范围,并对兴趣区进行准直。

• 不用滤线栅。

• 在同一个 IR 内多次曝光时,用铅板遮挡。

体位

• 患者坐位,肘关节屈曲 90°,手和前臂置于台面(铅屏蔽置于患者大腿部)。

• 指骨与 IR 长轴一致并曝光。

• 将手向内侧或外侧旋转 45°(取决于检查的手指),并置于 45°角度板上。

• 五指分开;确保受检手指与 IR 平行。

中心线:CR 垂直于并对准近指间关节中心。

SID:100cm。

准直:四边准直至患指部位和掌骨远侧。

kVp 范围:55~65

体型	cm	kVp	mA	时间	mAs	SID	曝光指数
小型							
中型							
大型							

后前位:指骨评价标准

解剖显示

- 显示远节指骨至远节掌骨及相关关节。

体位

- 指骨长轴平行于 IR,且关节展开。
- 指骨无旋转,且骨干对称显示。
- 指骨两侧显示的组织数量应相等。

曝光

- 最佳密度(亮度)和对比度;无移动。
- 软组织边缘清晰,骨小梁显示清晰、锐利。

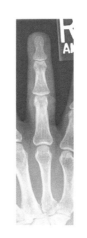

图 2.3　指骨后前位。

后前斜位:指骨评价标准

解剖显示

- 远节指骨、中节指骨和近节指骨到掌骨远端及相关关节的斜位显示。

体位

- 指间关节和掌指关节展开。
- 接受检查的一侧手指应 45°斜位显示。
- 相邻手指无重叠。

曝光

- 最佳密度(亮度)和对比度;无移动。
- 软组织边缘清晰,骨小梁显示清晰、锐利;无移动。

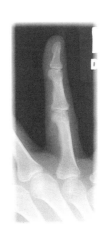

图 2.4　指骨后前斜位。

内侧位和外侧位:指骨

● 18cm×24cm,竖放;尽可能使用最小的 IR 范围,并对兴趣区进行准直。

● 不用滤线栅。

● 在同一 IR 内多次曝光时,用铅板遮挡。

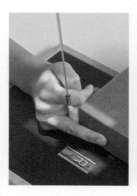

图 2.5　第 4 指骨外内侧位。

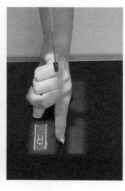

图 2.6　第 2 指骨内外侧位(指骨平行于 IR)。

体位

● 患者坐位,手置于台面,肘关节屈曲约 90°,手和手腕置于 IR 上,手指伸直(铅屏蔽置于患者大腿部)。

● 手处于侧位,显示第 3~5 指骨时拇指在上,显示第 2 指骨时拇指在下。

● 将中指对准 IR 和 CR 的长轴。

●用海绵块或其他透射器件支撑和固定手指。屈曲未受检手指。

中心线:CR 垂直于并对准近指间关节中心。

SID:100cm。

准直:四边准直至患指及掌骨远端。

kVp 范围:55~65

体型	cm	kVp	mA	时间	mAs	SID	曝 光 指 数
小 型							
中 型							
大 型							

前后位:拇指

- 18cm×24cm,竖放;尽可能使用最小的 IR,并对兴趣区进行准直。
- 不用滤线栅。
- 在同一 IR 内多次曝光时,使用铅板遮挡。

体位

- 患者坐于检查床,前臂内旋至拇指掌面朝上,拇指背面紧贴 IR。
- 如有必要,用胶带固定其他手指,使其与拇指分开。
- 将拇指置于 IR 长轴进行曝光。

中心线:CR 垂直于并对准第 1 掌指关节中心。

SID:100cm。

准直:准直缩小至拇指区域(包括整个第 1 掌骨并延伸至腕骨)。

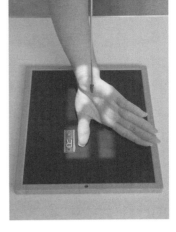

图 2.7 拇指前后位,CR 置于第 1 掌指关节。

kVp 范围:55~65

体型	cm	kVp	mA	时间	mAs	SID	曝光指数
小型							
中型							
大型							

侧位:指骨评价标准

解剖显示

· 远端、中端和近端指骨侧位显示;远端掌骨及相关关节可见。

体位

· 呈标准的侧位:指骨干前表面关节展开,呈凹形。

曝光

· 最佳密度(亮度)和对比度;无移动。

· 软组织边缘清晰,骨小梁显示清晰、锐利。

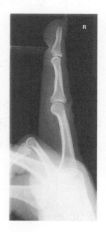

图 2.8　指骨侧位。

前后位:拇指评价标准

解剖显示

· 远端和近端指骨、第 1 掌骨、大多角骨和相关关节可见。

体位

· 拇指长轴应与 IR 侧边一致。

· 拇指无旋转,骨干对称显示。

· 指间关节应展开显示,表明拇指已完全伸直,CR 位置正确。

· CR 和准直中心应在第 1 掌指关节处。

曝光

· 最佳密度(亮度)和对比度;无移动。

· 软组织边缘清晰,骨小梁显示清晰、锐利。

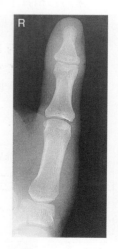

图 2.9　拇指前后位。

后前斜位：拇指

• 18cm×24cm，竖放；尽可能使用最小的 IR 范围，并对兴趣区进行准直。

• 不用滤线栅。

• 在同一 IR 内多次曝光时，用铅板遮挡。

体位

• 患者坐于检查床，手置于 IR 上，肘关节屈曲（铅屏蔽置于患者大腿部）。

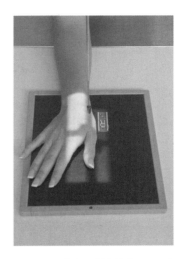

图 2.10 拇指后前斜位，CR 对第 1 MCP 关节。

• 拇指稍外展，手掌面紧贴 IR（此动作自然地将拇指置于 45° 斜位）。

• 拇指长轴与 IR 长轴一致。

中心线：CR 垂直于并对准第 1 掌指关节中心。

SID：100cm。

准直：四边准直至拇指，确保第 1 掌骨和大多角骨都包括在内。

kVp 范围：55~65

体 型	cm	kVp	mA	时 间	mAs	SID	曝 光 指 数
小 型							
中 型							
大 型							

侧位:拇指

- 18cm×24cm,竖放;尽可能使用最小的 IR 范围,并对兴趣区进行准直。
- 不用滤线栅。
- 在同一 IR 内多次曝光时,用铅板遮挡。

体位

- 患者坐于检查床,肘关节屈曲90°,手置于 IR 上,手掌朝下(铅屏蔽置于患者大腿部)。
- 前臂内旋,且拇指外展,手指与手掌稍拱起,向内侧旋转,直到拇指处于标准的侧位。
- 拇指与 IR 长轴一致,并曝光。

中心线:CR 垂直于并对准第 1 掌指关节中心。

SID:100cm。

准直:四边准直至拇指区域(第 1 掌骨和大多角骨必须在照射野内)。

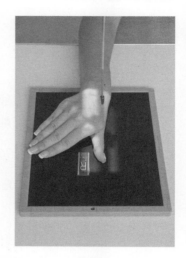

图 2.11　拇指侧位,CR 对准第 1 MCP 关节。

kVp 范围:55~65

体型	cm	kVp	mA	时间	mAs	SID	曝光指数
小型							
中型							
大型							

后前斜位：拇指评价标准

解剖显示

- 远端和近端指骨、第 1 掌骨、大多角骨和相关关节 45°斜位显示。

体位

- 拇指长轴应与 IR 边缘一致。
- 如果指骨与 IR 平行，且 CR 位置正确，则指间关节和掌指关节应展开显示。
- CR 和准直中心应位于第 1 掌指关节处。

曝光

- 最佳密度(亮度)和对比度；无移动。
- 软组织边缘清晰，骨小梁显示清晰、锐利。

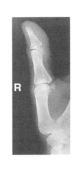

图 2.12　拇指后前斜位。

侧位：拇指评价标准

解剖显示

- 远端和近端指骨、第 1 掌骨、大多角骨(重叠)和相关关节侧位显示。

体位

- 拇指的长轴应与 IR 的侧边一致。
- 拇指应处于标准的侧位。
- 指间关节和掌指关节应展开显示。
- CR 和准直中心应在第 1 掌指关节处。

曝光

- 最佳密度(亮度)和对比度；无移动。
- 软组织边缘清晰，骨小梁显示清晰、锐利。

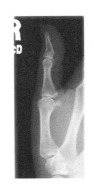

图 2.13　拇指侧位。

前后轴位：拇指

改良 Roberts 位

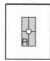

注意：此为特殊摄影，可以更好地显示第 1 腕掌关节。

- 18cm×24cm，竖放；尽可能使用最小的 IR 范围，并对兴趣区进行准直。

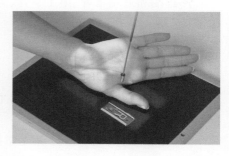

图 2.14　拇指前后轴位，CR 对准第 1 腕掌关节(CR 约 15°)。

- 不用滤线栅。

- 在同一 IR 内多次曝光时，用铅板遮挡。

体位

- 患者坐位，手指与手臂伸直，前臂内旋，直到拇指后部紧贴 IR。

- 拇指置于 IR 中心，并与 IR 侧边平行。

- 手指伸直。

中心线：CR 向近端倾斜 10°~15°(朝向腕部)，并对准第 1 腕掌关节中心；改良 Lewis 位——CR 向近端倾斜 10°~15°，经掌指关节射入。

SID：100cm。

准直：四边准直至拇指和第 1 腕掌关节。

kVp 范围：55~65

体型	cm	kVp	mA	时间	mAs	SID	曝光指数
小型							
中型							
大型							

后前位：手

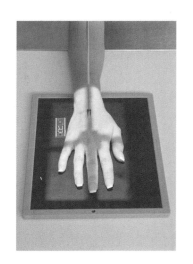

- 18cm×24cm，竖放；尽可能使用最小的 IR 范围，并对兴趣区进行准直。
- 不用滤线栅。

体位

- 患者坐位，手置于台面上，肘关节屈曲（铅屏蔽置于患者大腿部）。
- 前臂完全内旋，手指稍分开。
- 手及前臂长轴与 IR 长轴一致。

中心线：CR 垂直于并对准第 3 掌指关节中心。

SID：100cm。

准直：四边准直至手和腕部的外侧缘。

图 2.15　手后前位。

kVp 范围：55~65

体型	cm	kVp	mA	时间	mAs	SID	曝光指数
小型							
中型							
大型							

前后轴位:拇指评价标准

改良 Roberts 位
解剖显示

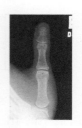

- 拇指和第 1 腕掌关节的前后位摄影可见,无重叠。
- 第 1 掌骨基底部和大多角骨应清晰显示。

图 2.16　拇指前后轴位(改良 Roberts 位)。

体位

- 拇指长轴应与 IR 侧边一致。
- 无旋转。
- 第 1 腕掌关节和掌指关节应展开显示。
- CR 与准直中心应位于第 1 腕掌关节。

曝光

- 最佳密度(亮度)和对比度;无移动。
- 软组织边缘清晰,骨小梁显示清晰、锐利。

后前位:手评价标准

解剖显示

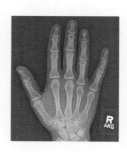

- 整个手和腕部的后前位摄影,前臂远端约 2.5cm 可见。
- 手后前位摄影,拇指斜位显示。

体位

- 手和腕部的长轴与 IR 长轴一致。
- 手无旋转。手指应稍分开,软组织无重叠。

图 2.17　手后前位。

- 掌指关节和指间关节应展开显示,表明 CR 位置正确,前臂充分旋前。
- CR 和准直中心应在第 3 掌指关节处。

曝光

- 最佳密度(亮度)和对比度;无移动。
- 软组织边缘清晰,骨小梁显示清晰、锐利。

后前斜位:手

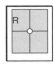

- 24cm×30cm,竖放;尽可能使用最小的 IR 范围,并对兴趣区进行准直。
- 不用滤线栅。

体位

- 患者坐位,手指和前臂伸直,肘关节屈曲(铅屏蔽置于患者大腿部)。
- 将手和腕部侧转 45°,使用梯形块和楔形块作为支撑,使手和腕部与 IR 一致。
- 确保所有手指稍分开,并平行于 IR。

中心线:CR 垂直于并对准第 3 掌指关节中心。

SID:100cm。

准直:四边准直至手和腕部。

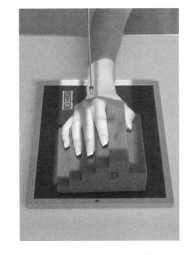

图 2.18 手后前斜位(指骨平行于 IR)。

kVp 范围：55~65

体型	cm	kVp	mA	时间	mAs	SID	曝光指数
小型							
中型							
大型							

"扇形"侧位和伸展侧位：手

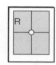

• 24cm×30cm，竖放；尽可能使用最小的 IR 范围，并对兴趣区进行准直。

• 不用滤线栅。

• 附件——泡沫梯形支撑块。

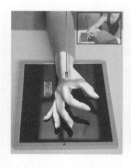

图 2.19　手"扇形"侧位(手指无重叠)。

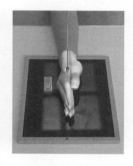

图 2.20　手伸展侧位(可用于疑似异物及掌骨损伤)。

体位

• 患者坐位，腕关节和前臂伸直(铅屏蔽置于患者大腿部)。

• 将手和腕部旋转至侧位，拇指在上，手指分开，并展开到"扇形"位置，通过透射梯形支撑块或类似物支撑(确保掌骨为标准的侧位)。

中心线：CR 垂直于并对准第 2 掌指关节中心。

SID：100cm。

准直：四边准直至手和腕部的外侧缘。

kVp 范围:55~65

体型	cm	kVp	mA	时间	mAs	SID	曝光指数
小型							
中型							
大型							

后前斜位:手评价标准

解剖显示

• 整个手和腕部的斜位摄影,前臂远端约 2.5cm 可见。

体位

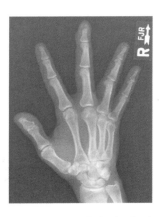

• 手和腕部的长轴应与 IR 一致。

• 依据以下几点可证明 45°倾斜:中间掌骨干不应重叠;第 3~5 掌骨头远端部分重叠,但是第 2、第 3 掌骨远端应无重叠。

图 2.21　手后前斜位(指骨平行)。

• 掌指关节和指间关节展开, 中节指骨或远节指骨未缩短。

• CR 及准直中心应位于第 3 掌指关节处。

曝光

• 最佳密度(亮度)和对比度;无移动。

• 软组织边缘清晰,骨小梁显示清晰、锐利。

"扇形"侧位:手评价标准

解剖显示

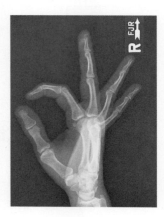

图 2.22　手"扇型"侧位。

- 整个手和腕部,前臂远端约 2.5cm 可见。

体位

- 手和腕部长轴应与 IR 长轴一致。
- 手指应等距分开显示,且指骨侧位显示,关节间隙展开。
- 拇指稍倾斜显示,完全无重叠,关节间隙展开。
- 手和腕部应处于标准的侧位。
- CR 和准直中心应位于第 2 掌指关节处。

曝光

- 最佳密度(亮度)和对比度;无移动。
- 软组织边缘清晰,骨小梁显示清晰、锐利。

前后轴位摄影:手

Brewerton 位

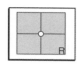

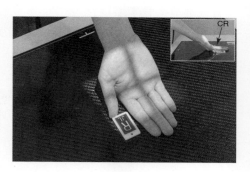

图 2.23　手前后轴位(Brewerton 位)。

- 24cm×30cm,竖放或 35cm×43cm 双侧检查,横放;尽可能使用最小的 IR范围,并对兴趣区进行准直。

- 不用滤线栅。

体位

- 患者坐位,前臂旋后。
- 保持手指紧贴 IR,掌指关节屈曲,使手背与 IR 之间成 65°。
- 手指伸直并确保手指放松,且稍分开,并与 IR 平行。
- 拇指外展,以避免重叠。

中心线:CR 与近端成 15°并尺偏,经第 3 掌指关节射入。

SID:100cm。

准直:四边准直至手和腕部的外侧缘。

kVp 范围:55~65

体型	cm	kVp	mA	时间	mAs	SID	曝光指数
小型							
中型							
大型							

前后轴位摄影:手评价标准

Brewerton 位

解剖显示

- 从腕关节到指尖的整个手都可见。该摄影用于评估掌指关节和指间关节的类风湿关节炎早期症状。

体位

- 第 2~5 掌指关节应展开显示,且显示手掌无重叠的软组织;

拇指完全不与第 2~5 指骨重叠。

　　● 第 2~5 掌骨和指骨干不应重叠或旋转。

　　● CR 和准直中心应位于第 3 掌指关节处。

曝光

　　● 最佳密度(亮度)和对比度;无移动。

　　● 软组织边缘清晰,骨小梁显示清晰、锐利;清晰显示掌指关节。

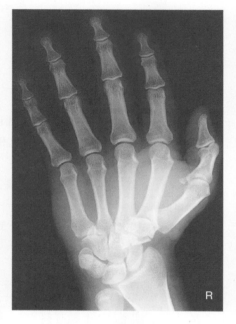

图 2.24　手前后轴位(Brewerton 位)。(From Wilson DJ et al: Musculoskeletal imaging, ed 2, Philadelphia, 2015, Elsevier.)

后前位:腕部

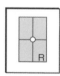

　　● 18cm×24cm,竖放;尽可能使用最小的 IR 范围,并对兴趣区进行准直。

　　● 不用滤线栅。

　　● 在同一 IR 内多次曝光时,用铅板遮挡。

体位

　　● 患者坐位,手臂置于台面,腕关节和前臂伸直(铅屏蔽置于患者大腿部)。

● 降低肩部,使肩、肘和腕处于同一水平面。

● 手与腕部的长轴与 IR 边缘平行。

● 前臂旋前,手指屈曲,手稍拱起,使腕骨部位与 IR 紧贴。

中心线:CR 垂直于并对准中部腕骨中心。

SID:100cm。

准直:四边准直至腕部。

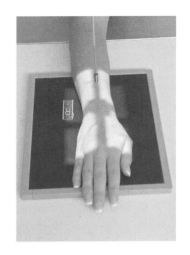

图 2.25　腕部后前位。

kVp 范围:55~65

体型	cm	kVp	mA	时间	mAs	SID	曝光指数
小型							
中型							
大型							

后前斜位:腕部

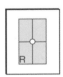

● 18cm×24cm,竖放;尽可能使用最小的 IR 范围,并对兴趣区进行准直。

● 不用滤线栅。

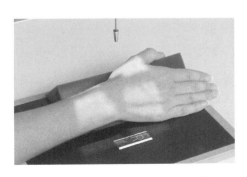

图 2.26　腕部 45°后前斜位(采用支撑板)。

- 在同一 IR 内多次曝光时,用铅板遮挡。

体位

- 患者坐位,手臂置于台面,手指和前臂伸直(铅屏蔽置于患者大腿部)。
- 手和腕部长轴与 IR 一致并置于中心。
- 手和腕部向外侧旋转至 45°斜位。
- 手指屈曲以支撑手处于该位置,或使用 45°支撑海绵。

中心线:CR 垂直于并对准中部腕骨中心。

SID:100cm。

准直:四边准直至腕部。

kVp 范围:60~70

体型	cm	kVp	mA	时间	mAs	SID	曝光指数
小型							
中型							
大型							

后前位:腕部评价标准

解剖显示

- 中段和近端掌骨,腕骨,远端桡骨、尺骨及相关关节,以及腕关节的相关软组织(如脂肪垫和脂肪条)可见。
- 不规则的形状导致重叠,所有的腕骨间隙均不显示。

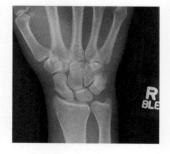

图 2.27　腕部后前位。

体位

- 近端掌骨对称显示,为标准的后前位。
- 远端桡骨和尺骨分离。
- CR 和准直中心应位于腕骨中部。

曝光

- 最佳密度(亮度)和对比度;无移动。
- 软组织边缘清晰,腕骨骨小梁显示清晰、锐利。

后前斜位:腕部评价标准

解剖显示

- 腕骨,远端桡骨、尺骨和相关关节可见,至少到掌骨中部。大多角骨和舟状骨应清晰显示,其余腕骨只有内部稍重叠。

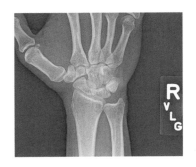

图 2.28　腕部后前斜位。

体位

- 手、腕部和前臂的长轴与 IR 一致。
- 腕部 45°倾斜。
- CR 和准直中心应位于腕骨中部。

曝光

- 最佳密度(亮度)和对比度;无移动。
- 软组织边缘清晰,腕骨骨小梁显示清晰、锐利。

侧位：腕部

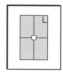

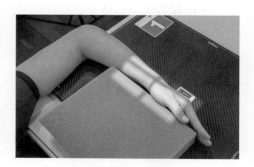

图 2.29　腕部侧位。

- 18cm×24cm，竖放；尽可能使用最小的 IR 范围，并对兴趣区进行准直。
- 不用滤线栅。
- 在同一 IR 内多次曝光时，用铅板遮挡。

体位

- 患者坐位，手和前臂置于台面，降低肩部，将肱骨、前臂和腕部置于同一水平面上（铅屏蔽置于患者大腿部）。
- 手、腕部平行于 IR 边缘。
- 手和腕部为标准的侧位；如果需要，使用支撑板来维持此位置。

中心线：CR 垂直于并对准腕骨中心。

SID：100cm。

准直：四边准直至腕部。

kVp 范围：60~70

体型	cm	kVp	mA	时间	mAs	SID	曝光指数
小型							
中型							
大型							

侧位:腕部评价标准

解剖显示

• 显示远端桡骨、尺骨,腕骨,至少
包括掌骨中段区域。

体位

• 手、腕部、前臂的长轴应与 IR 长
轴一致。

• 腕部呈标准的侧位。

• 尺骨头与远端桡骨重叠。

• CR 和准直中心应位于腕部中心。

曝光

• 最佳密度(亮度)和对比度;无
移动。

• 软组织边缘清晰,腕骨骨小梁显
示清晰、锐利。

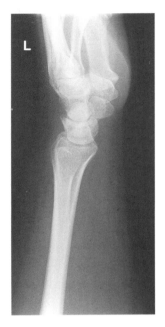

图 2.30　腕部侧位。

• 可见腕部脂肪垫,通过重叠的桡骨可见远端尺骨的边缘。

后前位和后前轴位尺偏位:舟状骨

10°~15°尺偏位和改良 Stecher 位

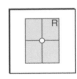

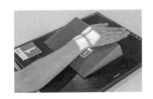

图 2.31　尺偏位,CR 向
肘部倾斜 10°~15°,并垂
直于舟状骨。

警告:如果患者可能有腕部损伤,在完
成腕部常规检查序列,并评估排除前臂远

端和腕部骨折之前,不要尝试此体位。

● 18cm×24cm,竖放;尽可能使用最小的 IR 范围,并对兴趣区进行准直。

● 不用滤线栅。

● 在同一 IR 内多次曝光时,用铅板遮挡。

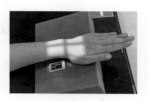

图 2.32　改良 Stecher 位。手置于倾斜 20°的海绵支撑物上,CR 垂直于 IR。

体位

● 患者坐位,腕部和手置于 IR 上,手掌朝下,肩、肘和腕在同一水平面上。

● 从腕部后前位起,在患者能够承受的范围内,轻轻向尺侧偏斜腕关节,而不抬高或旋转前臂远端。

中心线:CR 垂直于 IR。CR 向肘部倾斜 10°~15°,中心对准舟状骨(腕部拇指侧);如果手置于倾斜 20°的海绵支撑物上,CR 垂直于 IR。

注意:可能需要 1 个 4 次摄影序列,即 CR 分别为 0°、10°、20°和 30°。

SID:100cm。

准直:四边准直至腕部。

kVp 范围:55~65

体型	cm	kVp	mA	时间	mAs	SID	曝光指数
小型							
中型							
大型							

后前位和后前轴位尺偏位:舟状骨评价标准

10°~15°尺偏位和改良 Stecher 位
解剖显示

- 远端桡骨和尺骨,腕骨和近端掌骨均可见;无移动。
- 清晰显示舟状骨,无缩短。

体位

- 腕部、前臂长轴应与 IR 侧边一致。
- 清晰显示尺偏位。
- 腕部无旋转。
- 多个 CR 角度可能有助于最佳显示此部位。

曝光

- 最佳密度(亮度)和对比度;无移动。
- 软组织边缘清晰,舟状骨骨小梁显示清晰、锐利。

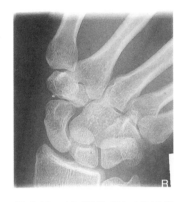

图 2.33　CR 倾斜 10°~15°尺偏位。

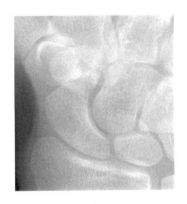

图 2.34　改良 Stecher 位。

后前桡偏位:腕部

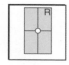

警告:如果患者可能有腕部创伤,在完成常规腕部序列检查,并评估排除前臂远端或腕部骨折之前,不要尝试此体位。

• 18cm×24cm,竖放;尽可能使用最小的 IR 范围,并对兴趣区进行准直。

• 不用滤线栅。

• 在同一 IR 内多次曝光时,用铅板遮挡。

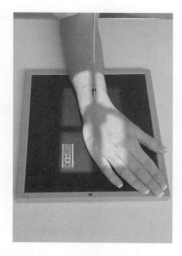

图 2.35　桡偏位,CR 垂直(显示尺侧腕骨)。

体位

• 患者坐位,手指和前臂伸直。放低肩部,使肩、肘和腕部处于同一水平面上。

• 从腕部后前位开始,在患者能够耐受的范围内,轻轻地将腕部向拇指侧偏(铅屏蔽置于患者大腿部)。

中心线:CR 垂直于腕部中心。

SID:100cm。

准直:四边准直紧贴腕部。

kVp 范围:55~65

体型	cm	kVp	mA	时间	mAs	SID	曝光指数
小型							
中型							
大型							

后前桡偏位:腕部评价标准

解剖显示

- 远端桡骨和尺骨,腕骨和近端掌骨可见。
- 尺侧腕骨最佳显示。

体位

- 腕部和前臂长轴应与 IR 的边缘一致。
- 显示极限桡偏位。
- 腕部无旋转。
- CR 和准直中心应位于腕部中心。

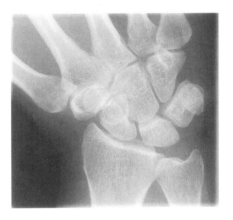

图 2.36　腕部后前位——桡偏位。

曝光

- 最佳密度(亮度)和对比度;无移动。
- 软组织边缘清晰,腕部尺侧骨小梁显示清晰、锐利。

下上轴位:腕部(腕管)

Gaynor–Hart 位

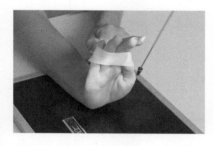

图 2.37　腕部轴位摄影(Gaynor–Hart 位,CR 向手的长轴倾斜 25°~30°)。

警告:此体位有时被称为"腕管位"。如果患者可能有腕部创伤,在完成腕部常规序列检查,并评估排除前臂远端或腕部骨折之前,不要尝试此体位。

- 18cm×24cm,横放;尽可能使用最小的 IR 范围,并对兴趣区进行准直。
- 不用滤线栅。
- 在同一 IR 内多次曝光时,用铅板遮挡。

体位

- 患者坐位,腕部和手置于 IR 上,掌心向下(铅屏蔽置于患者的大腿部)。
- 手、腕部与 IR 长轴一致。
- 在患者能够耐受的范围内,腕部过伸,并用另一只手将手指向后拉,或使用胶带。
- 将手、腕部向桡侧稍旋转(约 10°)。
- 技师应迅速操作,因为该体位可能会给患者带来痛苦。

中心线:CR 向掌面长轴倾斜 25°~30°,中心对准第 3 掌骨远端基底部 2~3cm 处。

SID:100cm。

准直:四边准直至腕部。

kVp 范围:55~65

提醒	cm	kVp	mA	时间	mAs	SID	曝光指数
小型							
中型							
大型							

下上轴位:腕部(腕管)评价标准

Gaynor–Hart 位
解剖显示

• 显示腕沟呈管状,拱形排列。

体位

• 豌豆骨和钩突分离(如果没有,则是腕部未向桡侧旋转 10°所致)。

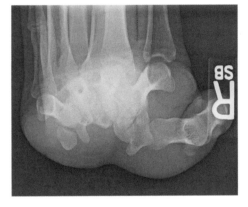

• 头状骨、舟状骨/多角骨显示轮廓。

图 2.38　腕部轴位(Gaynor–Hart 位)。

• CR 和准直中心位于腕管中点。

曝光

• 最佳密度(亮度)和对比度;无移动。

• 软组织边缘清晰,腕管骨小梁显示清晰、锐利。

前后位：前臂

- 35cm×43cm，竖放；对于体型较小的患者，使用 24cm×30cm，竖放；尽可能使用最小的 IR 范围，准直至兴趣区。
- 不用滤线栅。

体位

- 患者坐位，腕关节与手臂伸直，掌心向上（铅屏蔽置于患者大腿部）。

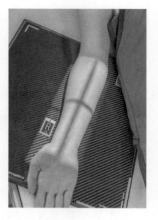

图 2.39　前臂前后位（包括两端关节）。

- 肩部放低，使整个上肢处于同一水平面上。
- 前臂长轴与 IR 长轴一致，并将前臂置于 IR 中心，以确保腕关节和肘关节都包括在内（根据需要尽可能使用大的 IR，以包括腕关节和肘关节）。
- 根据需要让患者侧倾，以达到前臂标准的前后位。

中心线：CR 垂直于并对准前臂中点。

SID：100cm。

准直：四边准直，至少包括腕关节和肘关节上方 2.5cm。

kVp 范围：65~75

体型	cm	kVp	mA	时间	mAs	SID	曝光指数
小型							
中型							
大型							

侧位:前臂

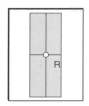

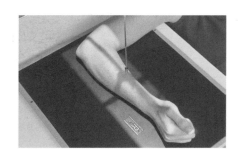

图 2.40　前臂侧位(包括两端的关节)。

- 35cm×43cm,竖放,对于体型较小的患者,使用24cm×30cm,竖放;尽可能使用最小的 IR,并准直至兴趣区。
- 不用滤线栅。

体位

- 患者坐位;肘关节屈曲 90°(铅屏蔽置于患者的大腿部)。
- 肩部放低,将整个上肢置于同一水平面上。
- 将手和腕部旋转到标准的侧位(远端桡骨和尺骨应直接重叠)。
- 确保包括腕关节和肘关节,除非有禁忌证。

中心线:CR 垂直于并对准前臂中点。

SID:100cm。

准直:四边准直,至少包括腕关节和肘关节上方 2.5cm。

kVp 范围:65~75

体型	cm	kVp	mA	时间	mAs	SID	曝光指数
小型							
中型							
大型							

前后位:前臂评价标准

解剖显示

　　● 显示整个桡骨和尺骨,至少包含腕骨近侧列和肱骨远端,以及相关的软组织(如腕关节和肘关节的脂肪垫和脂肪条)。

体位

- 前臂长轴应与 IR 长轴一致。
- 前臂无旋转,近端桡骨/尺骨显示稍重叠。
- 显示肱骨上髁轮廓
- CR 和准直中心应接近桡骨和尺骨的中点。

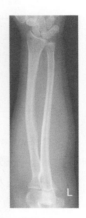

图 2.41　前臂前后位。

曝光

- 最佳密度(亮度)和对比度;无移动。
- 软组织边缘清晰,骨小梁显示清晰、锐利。

侧位:前臂评价标准

解剖显示

　　● 整个桡骨和尺骨,腕骨近侧列,肘关节和肱骨远端,以及相关的软组织(如腕关节和肘关节的脂肪垫和脂肪条)清晰可见。

体位

- 前臂长轴应与 IR 长轴一致。
- 肘关节应屈曲 90°,以达到标准的侧位。
- 无旋转,尺骨头与桡骨重叠,肱骨上髁应重叠。

- 桡骨头应与喙突投影重叠,桡骨粗隆可见。
- CR 和准直中心应在桡骨和尺骨中点处。

曝光

- 最佳密度(亮度)和对比度;无移动。
- 软组织边缘清晰,骨小梁显示清晰、锐利;腕关节和肘关节的脂肪垫和脂肪条可见。

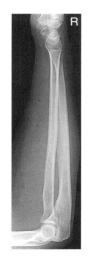

图 2.42　前臂侧位。

前后位:肘关节(充分或部分伸展)

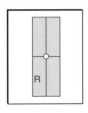

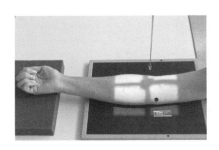

- 24cm×30cm,竖放;尽可能使用最小的 IR 范围,并对感兴趣区进行准直。
- 不用滤线栅。

图 2.43　肘关节前后位,关节充分伸展。

体位

• 患者坐位,肘关节伸直,手心向上(铅屏蔽置于患者大腿部)。

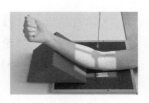

图 2.44　CR 垂直于肱骨。

• 为达到标准的前后位,需向一侧倾斜(扪及上髁)。

• 如果肘部不能完全伸展,需获得两个前后位摄影, 如图 2.44 和图 2.45 所示,一个是 CR 垂直于肱骨远端;另一个是 CR 垂直于前臂近端。

中心线:CR 垂直于并对准肘关节中部。

SID:100cm。

准直:四边准直至兴趣区。

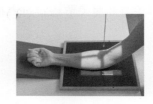

图 2.45　CR 垂直于前臂。

kVp 范围:65~75

体型	cm	kVp	mA	时间	mAs	SID	曝光指数
小型							
中型							
大型							

前后位:肘关节评价标准

肘关节充分伸展时
解剖显示

• 显示肱骨远端,肘关节间隙,以及桡骨和尺骨近端。

体位

• 手臂长轴应与 IR 长轴一致。

- 无旋转,尺桡骨近端稍重叠。
- 显示肱骨上髁轮廓。
- CR 和准直中心应位于肘关节中部。

曝光

- 最佳密度(亮度)和对比度;无移动。
- 软组织边缘清晰,肘部骨小梁显示清晰、锐利。

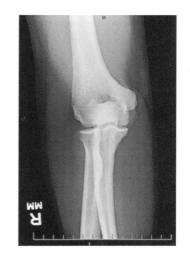

图 2.46 肘关节充分伸展。

肘关节部分伸展时
解剖显示

- 肱骨远端 1/3;"肱骨平行"摄影最佳显示。
- 前臂的近端 1/3;"前臂平行"摄影最佳显示。

体位

- 手臂长轴线应与 IR 侧边一致。
- 无旋转,桡骨/尺骨近端显示稍重叠。
- 显示肱骨上髁轮廓。
- CR 和准直中心应位于肘关节

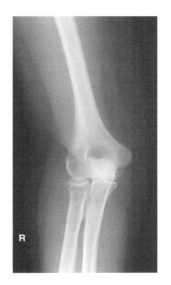

图 2.47 肱骨平行于 IR。

中部。

曝光

* 最佳密度(亮度)和对比度;无移动。

* 肱骨远端,包括上髁,在"肱骨平行"摄影(图 2.47)时显示足够的密度。

* 在"前臂平行"摄影(图 2.48)时,应清晰显示近端桡骨和尺骨的软组织和骨骼细节。

* 软组织边缘清晰,骨小梁显示清晰、锐利。

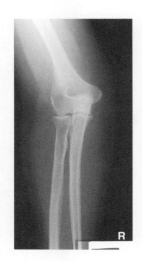

图 2.48　前臂平行于 IR。

前后斜位(内斜和外斜):肘关节

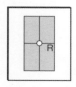

　　内斜位最佳显示喙突,外斜位最佳显示桡骨头和桡骨颈(最常用的斜位摄影)。

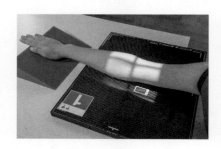

图 2.49　内斜 45°。

* 24cm×30cm,竖放;尽可能使用最小 IR,准直至兴趣区。

* 不用滤线栅。

体位

内斜

- 肘关节伸展,手心向下。

- 扪及上髁,以确认内旋45°。

外斜:体位相似,除手心向
上外,肘关节外旋40°~45°。该体
位对患者来说更困难,如有需要,
整个上半身侧倾。

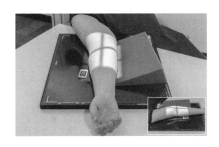

图 2.50　外斜 40°~45°。

中心线:CR垂直于并对准肘关节中部。

SID:100cm。

准直:四边准直至兴趣区。

kVp 范围:65~75

体型	cm	kVp	mA	时间	mAs	SID	曝光指数
小型							
中型							
大型							

前后斜位(内斜):肘关节评价标准

解剖显示

- 显示近端桡骨和尺骨。

- 显示内上髁和滑车。

体位

- 喙突轮廓。

- 桡骨头/桡骨颈与尺骨重叠。

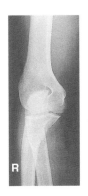

图 2.51　肘关节内斜位。

曝光

- 最佳密度(亮度)和对比度。
- 软组织边缘清晰,骨小梁显示清晰、锐利。

前后斜位(外斜):肘关节评价标准

解剖显示

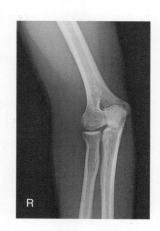

- 肱骨远端,桡骨和尺骨近端斜位摄影。
- 显示肱骨外上髁与肱骨小头。

体位

- 手臂长轴应与 IR 边缘一致。
- 正确的 45° 外斜位应显示桡骨头、桡骨颈和粗隆与尺骨不重叠。
- 应显示肱骨上髁与肱骨小头的轮廓。
- CR 和准直中心应位于肘关节中部。

图 2.52　肘关节外侧斜位。

曝光

- 最佳密度(亮度)和对比度;无移动。
- 软组织边缘清晰,骨小梁显示清晰、锐利。

侧位：肘关节

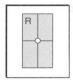

• 24cm×30cm，竖放；尽可能使用最小 IR，准直至兴趣区。

• 不用滤线栅。

体位

• 患者坐位，肘关节屈曲 90°，肩部放低，应使前臂与肱骨及 IR 在同一水平面（铅屏蔽置于患者大腿部）。

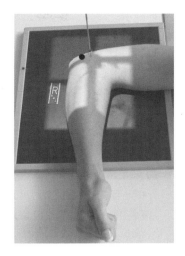

图 2.53　侧位—肘关节屈曲 90°。

• 前臂长轴与 IR 长轴一致。

• 肘关节中心置于 CR 和 IR 中心，前臂平行于暗盒边缘。

• 将手和腕部置于标准的侧位，拇指在上。

中心线：CR 垂直于并对准肘关节中心。

SID：100cm。

准直：四边准直至兴趣区。

kVp 范围：65~75

体型	cm	kVp	mA	时间	mAs	SID	曝光指数
小型							
中型							
大型							

侧位:肘关节评价标准

解剖显示

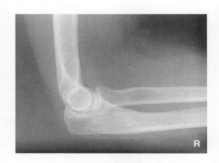

● 桡骨、尺骨近端,肱骨远端和鹰嘴突侧位显示,肘关节软组织和脂肪垫均可见。

体位

● 前臂长轴应与 IR 长轴一致,肘关节屈曲 90°。

图 2.54　肘关节侧位。

● 应有约一半桡骨头与喙突重叠,鹰嘴突轮廓可见。

● 标准的侧位显示,应显示滑车沟的 3 个同心弧线,肱骨小头和滑车的双边影,以及尺骨的滑车切迹。

● 肱骨上髁重叠显示。

● CR 和准直中心应位于肘关节中点处。

曝光

● 最佳密度(亮度)和对比度;无移动。

● 软组织边缘清晰,骨小梁显示清晰、锐利,清晰显示软组织边缘前后脂肪垫。

外内侧和内外侧轴位:肘关节(创伤)

Coyle 位

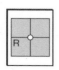

特殊的视角显示桡骨头和喙突。

● 24cm×30cm,竖放;尽可能使用最小 IR,准直至兴趣区。

● 不用滤线栅。

体位及中心线

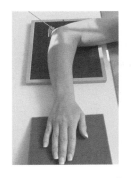 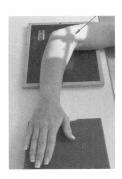

图 2.55　肘关节屈曲 90°，显示桡骨头、桡骨颈。

图 2.56　肘关节屈曲 80°，显示喙突。

桡骨头

- 患者坐位或仰卧位，肘关节屈曲 90°（如果可能），前臂内旋（掌心向下）。
- CR 向肩关节倾斜 45°；以桡骨头为中心（CR 经肘关节中部射入）。

喙突

- 肘关节屈曲 80°，手内旋（掌心向下）。
- CR 离肩向外倾斜 45°，中心对准肘关节中部射入。

SID：100cm。

准直：四边准直至兴趣区。

kVp 范围：70~80

体型	cm	kVp	mA	时间	mAs	SID	曝光指数
小型							
中型							
大型							

外内侧和内外侧轴位：肘关节（创伤）评价标准

Coyle 位

解剖显示和体位——桡骨头（CR 向肩关节倾斜 45°：由外向内投射）

- 桡骨头、桡骨颈和桡骨小头远离尺骨近端；肘关节屈曲 90°。

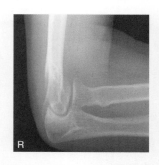

图 2.57   肘关节创伤外内侧轴位
(显示桡骨头、桡骨颈、桡骨小头)。

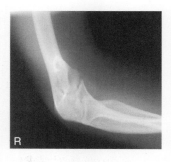

图 2.58   肘关节创伤内外侧
轴位(显示喙突、滑车)。

解剖显示和体位——喙突(CR 离肩倾斜 45°:由内向外投射)

- 可见喙突和滑车。
- 显示喙突轮廓,肘关节屈曲 80°(屈曲超过 80°会遮挡喙突)。

曝光

- 最佳密度(亮度)和对比度;无移动。
- 软组织边缘清晰,骨小梁显示清晰、锐利。

前后位:上肢(儿科)

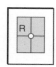

若有创伤,应动作轻柔,尽量
少移动患儿。在拍摄其他图像前,
单次曝光以总体排除骨折。

- IR 大小取决于患儿的年
龄和体型。

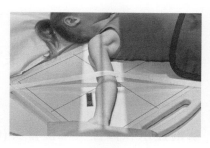

图 2.59   上肢前后位。

- 不用滤线栅。

体位

- 用清洁的弹性固定带和沙袋防止移动,必要时用绷带固定。
- 采用仰卧位,手臂远离躯干,将铅屏蔽置于骨盆上。
- 包括整个上肢,除非指明特定的关节或骨骼。
- 手和前臂旋转至前后位(手指伸直)。
- 仅在必要时寻求家长帮助,并提供铅手套和铅围裙。

中心线:CR 垂直于并对准上肢中点。

SID:100cm。

准直:四边准直至兴趣区。

kVp 范围:50~60

体型	cm	kVp	mA	时间	mAs	SID	曝光指数
小型							
中型							
大型							

侧位:上肢(儿科)

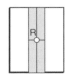

- IR 大小取决于患儿的年龄和体格。
- 不用滤线栅。

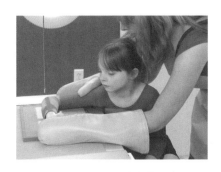

图 2.60　上肢侧位。

体位

- 必要时用清洁的透射线弹性固定带、沙袋或绷带固定。
- 采用仰卧位,手臂外展远离躯干,铅屏蔽覆盖骨盆。
- 包括整个上肢,除非指明特定的关节或骨骼。
- 无论患者是仰卧还是坐位,将手臂外展,并将前臂和腕部旋转至侧位。
- 仅在必要时寻求家长协助,并提供铅手套和铅围裙。

中心线:CR 垂直于并对准上肢中点。

SID:100cm。

准直:四边准直至兴趣区。

kVp 范围:50~60

体型	cm	kVp	mA	时间	mAs	SID	曝光指数
小型							
中型							
大型							

(王玉珏 王骏 缪建良 田春江 王文文 孟亚兵 译)

第 3 章　肱骨和上肢带骨

目　录

肱骨和肩关节摄影时:如疑似骨折或脱位,则没有特别的医嘱时不得尝试旋转上肢。

前后位:肱骨

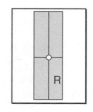

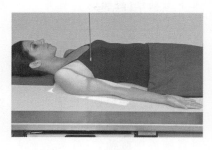

图 3.1　仰卧前后位。

● 对于身材瘦小的患者,35cm×43cm,竖放。

● 采用滤线栅（肱骨厚度<10cm 时不用滤线栅）。

体位

- 患者应直立或仰卧,肱骨与 IR 长轴一致(除非需要对角放置,包括肘关节和肩关节)。屏蔽性腺。

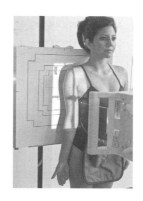

- 手臂稍外展,手心向上呈标准的前后位(上髁平行于 IR)。

中心线:CR 垂直于肱骨中点射入。

SID:100cm。

准直:准直至肱骨和肩关节的软组织边缘(准直区域下缘应包括肘关节和前臂近端至少 2.5cm)。

图 3.2　直立前后位。

kVp 范围:70~85

体型	cm	kVp	mA	时间	mAs	SID	曝光指数
小型							
中型							
大型							

旋转侧位:肱骨

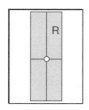

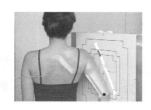

图 3.3　直立后前侧位。

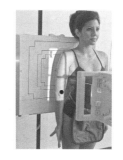

警告:如果疑似骨折或脱位,请勿尝试旋转手臂(见下文)。

图 3.4　直立前后侧位。

- 35cm×43cm，竖放。
- 采用滤线栅(肱骨厚度<10cm 时不用滤线栅)。

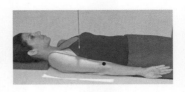

图 3.5 仰卧侧位。

体位(可采取直立前后位或后前位，或仰卧)

- 直立后前位：屈肘 90°，患者从后前位根据需要旋转 15°~20°，使肱骨和肩关节与 IR 紧贴(上髁垂直于 IR 则为标准的侧位)。
- 直立或仰卧前后位：肘关节稍屈曲，手臂和腕部旋转至侧位(手掌向后)，上髁垂直于 IR。
- IR 中心位于肘关节与肩关节之间中点。屏蔽兴趣区之外的辐射敏感组织。

中心线：CR 垂直于肱骨中点。

SID：100cm。

准直：准直至肱骨两侧软组织边缘，以确保肩关节、肘关节包括在内。

kVp 范围：70~85

体型	cm	kVp	mA	时间	mAs	SID	曝光指数
小型							
中型							
大型							

侧位：肱骨（创伤）

肱骨中部至远端

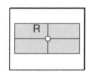

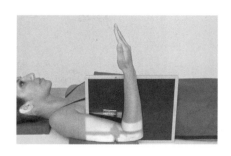

　　肱骨近端见经胸侧位或
Y 形肩胛骨位。

图 3.6　肱骨中部至远端水平侧位摄影。

- 35cm×43cm，横放。
- 采用滤线栅（肱骨厚度<10cm 时不用滤线栅）。

体位

- 患者卧位时，以水平侧位摄影，为患者手臂提供支撑。
- 稍抬起手臂，手臂下放置支撑块；如果可能的话，手臂旋转至侧位，使肘部处于标准侧位。
- 将 IR 垂直放置在手臂和胸部之间，IR 顶部位于腋窝（将屏蔽置于 IR 和患者之间）。

中心线：CR 水平并垂直于 IR，以肱骨远端 1/3 为中心。

SID：100cm。

准直：准直至软组织边缘，包括肱骨远端和中部，肘关节和前臂近端。

kVp 范围：70~85

体型	cm	kVp	mA	时间	mAs	SID	曝光指数
小型							
中型							
大型							

前后位和侧位：肱骨评价标准

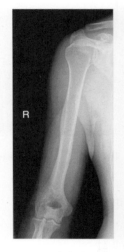

图 3.7　肱骨前后位。

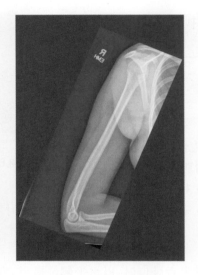

图 3.8　肱骨直立侧位。

解剖显示

- 整个肱骨的前后位和侧位片，包括肘关节和盂肱关节。

体位

前后位

- 无旋转，可见内外上髁轮廓及大结节影。
- 肱骨头和肩胛盂可见。

侧位

- 标准的侧位，上髁重叠。

曝光

- 最佳密度（亮度）和对比度；无移动。
- 皮质边缘清晰，骨小梁显示清晰、锐利。

经胸侧位：肱骨（创伤）

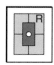

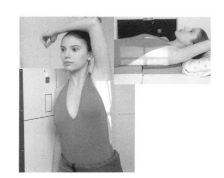

图 3.9　经胸侧位。

- 35cm×43cm，竖放。
- 采用滤线栅。

体位

- 患者应直立（优先）或仰卧。

- 受检肢体应紧贴 IR，呈中立位；如可能，肩部下沉。

- 举起另一侧手臂，并置于头顶上方。尽量将肩抬高，以防与患肩重叠。

- 以患侧肱骨中部为中心，CR 穿过胸部摄影在 IR 的中心。

- 确保胸腔处于真正的侧位，或使健侧肩部稍前旋，以尽量减少胸椎与肱骨的重叠。

中心线：CR 垂直于 IR，经胸部射至受检肱骨中部。

SID：100cm。

准直：准直至整个肱骨的软组织边缘。

呼吸：建议采用直立（呼吸）技术。

如果采用直立（呼吸）侧位技术：曝光时间最少为 3 秒（以 4~5 秒为宜）。

kVp 范围：75~90

体型	cm	kVp	mA	时间	mAs	SID	曝光指数
小型							
中型							
大型							

经胸侧位:肱骨近端评价标准

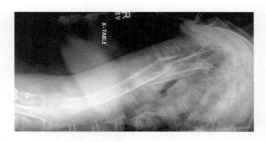

图 3.10   肱骨干经胸侧位。

解剖显示

- 通过胸腔可见整个肱骨和盂肱关节的侧位,且不与对侧肱骨重叠。

体位

- 肱骨干的轮廓应在胸椎前清晰显示。
- 应显示肱骨头和盂肱关节。

曝光

- 最佳密度(亮度)和对比度。
- 重叠的肋骨和肺纹理模糊(采用呼吸技术)。

前后位:肩关节

外旋和内旋

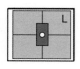

警告:如果疑似骨折或脱位,请勿尝试旋转手臂。

- 24cm×30cm, 横放(或竖放,以显示锁骨近端)。
- 采用滤线栅。

体位

- 患者上身挺直(坐位或站立)或仰卧,手臂稍外展。
- 身体稍向患侧旋转,使肩部紧贴 IR 或台面。

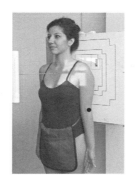

图 3.11　外旋(肱骨"近端"前后位)。

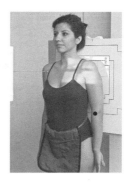

图 3.12　内旋(肱骨"近端"侧位)。

- IR 中心位于盂肱关节和 CR。

外旋:手臂稍外展;外旋手臂(掌心向上)直至肱骨远端上髁平行于 IR。

内旋:手臂稍外展;内旋手臂(掌心向下)直至肱骨远端上髁垂直于 IR。

中心线:CR 垂直于喙突下 2.5cm。

SID:100cm。

准直:四边准直至软组织边界的侧缘及上缘。

呼吸:曝光时屏气。

kVp 范围:70~85

体型	cm	kVp	mA	时间	mAs	SID	曝光指数
小型							
中型							
大型							

前后位:肩关节评价标准

外旋和内旋
解剖显示

· 显示肱骨近端和锁骨外侧 2/3 及肩胛骨上缘,包括肱骨头与关节盂之间的关系。

体位

外旋

· 侧位可充分显示大结节。

· 小结节重叠在肱骨头上。

内旋(侧位)

· 中立位可充分显示小结节。

· 大结节重叠在肱骨头上。

曝光

· 最佳密度(亮度)和对比度;无移动。

· 软组织细节清晰,骨小梁显示清晰、锐利。

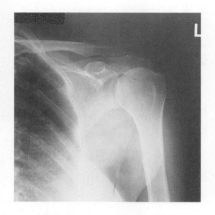

图 3.13　外旋—前后位。

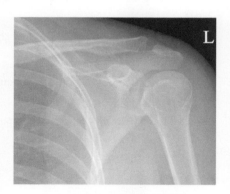

图 3.14　内旋—侧位。

下上轴位(经腋窝):肩关节

Lawrence 位

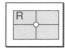

警告:如果疑似骨折或脱位,请勿尝试旋转手臂或用力外展。

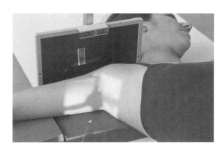

图 3.15　下上轴位(Lawrence 位)。

- 18cm×24cm,横放。
- 采用滤线栅(肩关节厚度<10cm 时不用滤线栅)。

体位

- 患者仰卧,肩抬高,离开台面约 5cm,在手臂和肩下放置支撑物,解剖中心置于 IR 中心,头部旋转偏离 IR。
- 如果可能,手臂应外展 90°。
- 手臂外旋,掌心向上。

注意:另一种体位是大幅度的外旋,拇指背侧在下,约旋转 45°。建议排除 Hills-Sachs 损伤的可能性。

中心线:CR 水平,对准腋窝及肱骨头内侧 25°~30°,如果手臂不能外展 90°,则减小此角度(将 X 线管放置在检查床或担架旁,与腋窝处于同一水平)。

SID:100cm。

准直:四边准直至肩关节。

呼吸:曝光时屏气。

kVp 范围:70~85

体型	cm	kVp	mA	时间	mAs	SID	曝光指数
小型							
中型							
大型							

下上轴位(经腋窝):肩关节评价标准

Lawrence 位

解剖显示

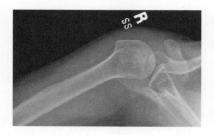

图 3.16 下上轴位(Lawrence 位)。

- 肱骨近端侧位显示与盂肱关节的关系。
- 可见肩胛骨喙突和肱骨小结节影。
- 肩胛冈位于盂肱关节下方的边缘。

体位

- 患侧手臂外展约 90°。

曝光

- 最佳密度(亮度)和对比度;无移动。
- 软组织细节清晰,骨小梁显示清晰、锐利。

经腋窝后前轴位:肩关节(非创伤)

Bernageau 位

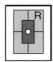

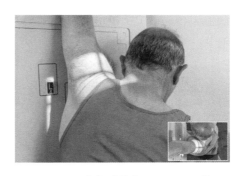

图 3.17　经腋窝后前位(Bernageau 位)。

警告:如果疑似骨折或脱位,请勿尝试旋转、伸展或外展手臂。

- 18cm×24cm 或 24cm×30cm,竖放。
- 采用滤线栅(肩关节厚度<10cm 时不用滤线栅)。

体位

- 患者卧位或直立后前位。
- 患者由后前位向患侧旋转 60°~70°。患臂向上抬 160°~180°。
- 头部偏离患臂。

中心线:CR 向足侧倾斜 30°,以肩胛冈水平为中心,穿过盂肱关节射入。

SID:100cm。

准直:四边准直至肩关节。

呼吸:曝光时屏气。

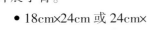

kVp 范围:70~85

体型	cm	kVp	mA	时间	mAs	SID	曝光指数
小型							
中型							
大型							

经腋窝后前轴位:肩关节(非创伤)评价标准

Bernageau 位

解剖显示

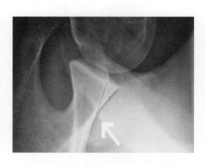

* 肱骨近端与盂肱关节关系的侧位显示。
* 可显示关节窝的 Bankart 损伤。

体位

图 3.18　经腋窝后前位(Bernageau 位)。[From Pansard E et .al . Reliability and validity assessment of a glenoid bone loss measurement using the Bernageau profile view in chronic anterior shoulder instability Journal of Shoulder and Elbow Surgery 22 (9): 1193–1198.]

* 肩胛骨喙突在末端显示。
* 患臂完全抬高。

曝光

* 最佳密度(亮度)和对比度;无移动。
* 软组织清晰,骨小梁显示清晰、锐利。
* 通过肱骨头可见肩峰和喙突的骨边缘。

下上轴位:肩关节(非创伤)

改良 Clements 位

警告:如果疑似骨折或脱位,请勿尝试旋转手臂或强制外展。

* 18cm×24cm,竖放。
* 不用滤线栅。

体位

- 患者侧卧位,健侧在下。
- 受检手臂在上。
- 如果可能,手臂外展 90°。

中心线:CR 水平,垂直于 IR(如果患者手臂不能外展 90°,则 X 线球管向腋窝倾斜 5°~15°)。

SID:100cm。

准直:四边准直至肩关节。

呼吸:曝光时屏气。

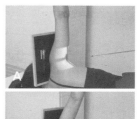
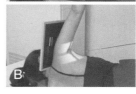

图 3.19　下上轴位(改良 Clements 位)。

kVp 范围:70~85

体型	cm	kVp	mA	时间	mAs	SID	曝光指数
小型							
中型							
大型							

下上轴位:肩关节评价标准

改良 Clements 位

解剖显示

- 肱骨近端与盂肱关节之间侧位显示。

体位

- 手臂外展 90°。

曝光

• 最佳密度(亮度)和对比度；无移动。

• 软组织清晰，骨小梁显示清晰、锐利。

• 通过肱骨头可见肩峰和锁骨远端的骨边缘。

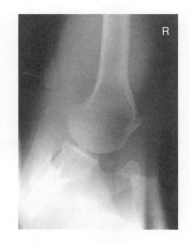

图 3.20　下上轴位(改良 Clements 位)。(From Frank ED, Long BW, Smith BJ:Merrill's atlas of radiographic positioning and procedures, ed 11, St . Louis, 2007, Mosby .)

前后斜位-关节盂:肩关节

Grashey 位

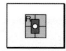

此为特殊的摄影，在关节盂侧面可见展开的关节腔。

• 18cm ×24cm 或 24cm×30cm，横放。

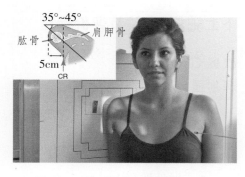

图 3.21　前后斜位——Grashey 位。

- 采用滤线栅。

体位

- 患者应直立(首选)或卧位。
- 向患侧旋转 35°~45°(肩胛骨体部应与 IR 平行),手和手臂处于中立位。
- CR 对准盂肱关节及 IR 中部。
- 手臂稍外展并屈曲,处于中立位。

中心线

- CR 垂直于盂肱关节,肩部距各约边界 5cm。

SID:100cm。

准直:准直至软组织的上缘和侧缘。

呼吸:曝光时屏气。

kVp 范围:70~85

体型	cm	kVp	mA	时间	mAs	SID	曝光指数
小型							
中型							
大型							

前后斜位:肩关节评价标准

Grashey 位

解剖显示

- 肩胛盂轮廓应可见,不与肱骨头重叠。

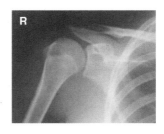

图 3.22　前后斜位——Grashey 位。

体位

- 盂肱关节间隙展开。
- 关节盂前后缘重叠。

曝光

- 最佳密度(亮度)和对比度;无移动。
- 软组织边缘清晰;骨小梁显示清晰、锐利。

结节间沟轴位(二头肌):肩关节

改良 Fisk 位

- 18cm×24cm 或 24cm×30cm,横放。
- 不采用滤线栅。

体位

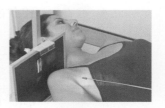

图 3.23　仰卧下上轴位(CR 与水平面成 15°~20°)。

- 仰卧位或直立。触诊肱骨头前方并定位结节间沟。

　Fisk 改良位:

　　患者站立,俯身于检查床的一端,肱骨与中垂线成 10°~15°角,CR 垂直射入 IR;前臂旋后,手握 IR,头偏离患侧(铅屏蔽置于 IR 的背面与前臂之间)。

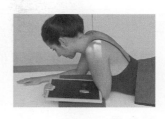

图 3.24　直立上下轴位(肩关节与中垂线成 15°~20°,CR 垂直 IR 射入)。

　　仰卧位

- 手臂稍外展,手心向上。

- IR 垂直并依靠肩部上方和颈部,置于检查床上(头偏离患侧)。
- CR 与水平面成 10°~15°角,经肱骨头前缘中部沟射入。

SID:100cm。

准直:四边准直至肱骨头前部。

呼吸:曝光时屏气。

kVp 范围:70~80

体型	cm	kVp	mA	时间	mAs	SID	曝光指数
小型							
中型							
大型							

结节间沟轴位(二头肌):肩关节评价标准

改良 Fisk 位

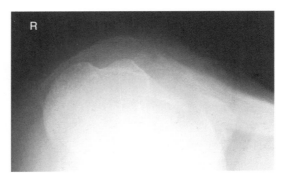

图 3.25　直立轴位摄影(结节间沟)。

解剖显示

- 可见肱骨结节和结节间沟。

体位

- 结节间沟和结节的轮廓影可见。
- 肩峰无重叠。

曝光

- 最佳密度(亮度)和对比度;无移动。
- 通过软组织显示结节间沟,边缘清晰,骨小梁显示清晰、锐利。

后前斜位:肩关节(创伤)

肩胛骨 Y 形侧位和 Neer 位

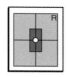

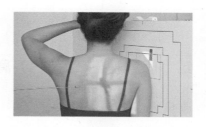

图 3.26　后前斜位(肩胛骨 Y 形侧位),CR 垂直射入。

　　警告:如果疑似手臂骨折或脱位,请勿尝试手臂旋转。

- 24cm×30cm,竖放。
- 采用滤线栅。

体位

- 患者应直立(优先)或卧位。
- 患者处后前位,患肩向后旋转 45°~60°,使肩胛骨呈侧位(经肩胛骨体部垂直射入 IR)。

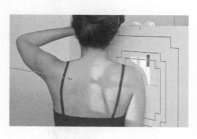

图 3.27　轴位 (Neer 位),CR 向足侧倾斜 10°~15°。

- 患者健侧手臂应在身体前上方,患侧手臂在下(疑似骨折或脱位时不要移动)。
- CR 对准盂肱关节中心。

中心线:CR 垂直于盂肱关节。

Neer 位:CR 向足侧倾斜 10°~15°,以最佳显示肩峰肱骨间隙(冈上肌出口位),CR 对准肱骨头上缘。

SID:100cm。

准直:四边准直至兴趣区。

呼吸:曝光时屏气。

kVp 范围:70~85

体型	cm	kVp	mA	时间	mAs	SID	曝光指数
小型							
中型							
大型							

后前斜位:肩关节(创伤)评价标准

肩胛骨 Y 形侧位和 Neer 位

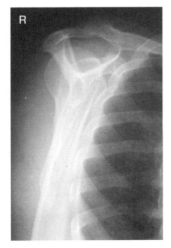

图 3.28 后前斜位(肩胛骨 Y 形侧位)无脱位。

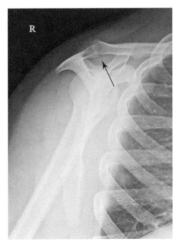

图 3.29 轴位摄影(Neer 位)。

解剖显示的评价标准

- 肩胛骨 Y 形侧位:肩胛骨、肱骨近端和盂肱关节标准的侧位片。
- Neer 位:冈上肌出口区展开。

体位

- 肩胛骨 Y 形侧位:肩峰和喙突应显示几乎对称的"Y"形的上肢。
  - 如果肱骨没有脱位,肱骨头应重叠在"Y"形的基底部。
  - 肩胛骨较薄的部位在末端显示,无肋骨重叠。上肢不能抬高或移动时,可能骨折或脱位。
- Neer 位:肩胛骨较薄的部位在末端显示;肱骨头位于冈上肌出口的下方(图 3.29 箭头所示)。

曝光

- 最佳密度(亮度)和对比度;无移动。通过肱骨近端可见清晰的骨边界,以及肩胛骨体部的轮廓。

前后中立位:肩关节(创伤)

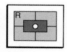

警告:如果疑似骨折或脱位,请勿尝试手臂旋转;身体呈中立位,一般将肱骨置于斜位。

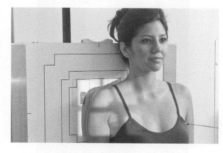

图 3.30　前后中立位。

- 24cm×30cm 横放,(如果损伤处包括近半肱骨,则竖放以更多地显示肱骨)。
- 采用滤线栅。

体位

- 患者应上身挺直(坐或站)或仰卧,手臂稍外展。
- 如有必要,将躯干向患侧稍旋转,使肩部紧贴 IR 或检查台面。
- CR 对准患者盂肱关节射入 IR。
- 患者手臂置于中立位(上髁距 IR 平面约 45°)。

中心线:CR 垂直于盂肱关节中部,喙突下偏外侧约 2cm 处。

SID:100cm。

准直:四边准直至兴趣区,侧边及上缘调整至软组织边缘。

呼吸:曝光时屏气。

kVp 范围:70~85

体型	cm	kVp	mA	时间	mAs	SID	曝光指数
小型							
中型							
大型							

经胸侧位:肩关节(创伤)

Lawrence 位

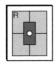

- 24cm×30cm,竖放。
- 采用滤线栅。
- 如患者可以合作,优先选择直立(呼吸)技术。

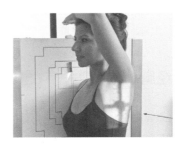

图 3.31　直立经胸侧位。

体位

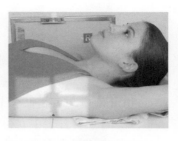

图 3.32　仰卧经胸侧位。

- 患者应直立(首选)或仰卧,患侧手臂紧贴 IR,手臂处于中立位。
- 将患者置于侧位,兴趣区紧贴 IR。
- 健侧手臂抬高置于头的上方,或 CR 向头侧倾斜 10°~15°,以防与健侧肩关节重叠。
- 确保胸部处于标准的侧位,或健侧肩关节稍内旋。

中心线:CR 垂直于胸部,穿胸至损伤的颈水平。

SID:100cm。

准直:四边准直至兴趣区。

呼吸:充分吸气时曝光;首选直立(呼吸)技术。

kVp 范围:70~80

体型	cm	kVp	mA	时间	mAs	SID	曝光指数
小型							
中型							
大型							

经胸侧位:肩关节(创伤)评价标准

Lawrence 位

解剖显示

- 肱骨近端和盂肱关节侧位显示。

体位

- 近端肱骨干应显示清晰。
- 应显示肱骨头和关节盂。

曝光

- 最佳密度（亮度）和对比度；曝光时肱骨无移动。
- 通过呼吸技术使肋骨和肺模糊，但应清晰显示肱骨轮廓。

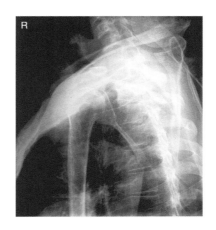

图 3.33　直立经胸侧位。

前后肺尖斜轴位：肩关节（创伤）

Garth 位

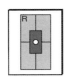

急性肩关节创伤可选此摄影体位，可显示肩关节脱位、关节盂骨折和 Hill-Sachs 病变。

- 24cm×30cm，竖放。
- 采用滤线栅。

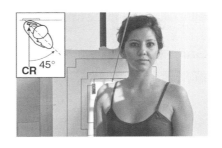

图 3.34　直立肺尖斜位（后斜 45°，向足侧倾斜 45°）。

体位

- 患者直立（首选）或卧位（如必要）。
- 身体向患侧旋转 45°（患肩后表面紧贴 IR）。

- 调整 IR,以便 CR 倾斜 45°经盂肱关节至 IR 中心。
- 患侧屈肘,置于胸前,如有创伤则将手臂置于一侧。

中心线:CR 向足部倾斜 45°,对准盂肱关节射入。

提示:CR 于喙突下方射入。

SID:100cm。

准直:四边准直至兴趣区。

呼吸:曝光时屏气。

kVp 范围:70~85

体型	cm	kVp	mA	时间	mAs	SID	曝光指数
小型							
中型							
大型							

前后肺尖斜轴位:肩关节(创伤)评价标准

Garth 位

解剖显示

- 肱骨头、肩胛盂、肱骨颈和肩胛骨头部无重叠。

体位

- 喙突投影在肱骨头的上方,且被拉长。
- 肩峰和肩锁关节投影在肱骨头的上方。

曝光

- 最佳密度(亮度)和对比度;

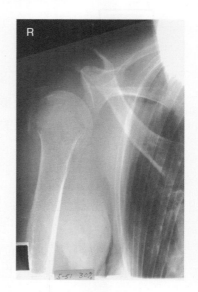

图 3.35　前后肺尖斜位。

无移动。

- 软组织细节清晰,骨小梁显示清晰、锐利;无移动。

肺尖前后轴位:肩关节

显示盂肱间隙狭窄,肩峰前下方可能有刺激。

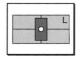

- 18cm×24cm 或 24cm×30cm,横放。
- 采用滤线栅。

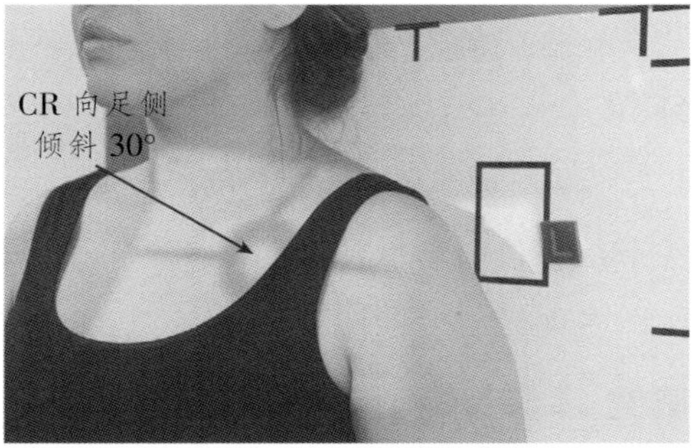

体位

- 患者直立(首选)或仰卧。

图 3.36　直立肺尖前后轴位(CR 向足侧倾斜 30°)。

- CR 对准盂肱关节中部射入 IR 中心。
- 调整 IR,使其顶部在肩上方约 2.5cm,IR 边缘距肱骨侧缘约 5cm。

中心线:CR 向足侧倾斜 30°,经喙突上 1.25cm 处射入。

SID:100cm。

准直:准直至肩关节软组织边缘。

呼吸:曝光时屏气。

kVp 范围:70~85

体型	cm	kVp	mA	时间	mAs	SID	曝光指数
小型							
中型							
大型							

肺尖前后轴位:肩关节评价标准

解剖显示

* 肩峰的前下方及盂肱关节间隙展开。
* 显示肱骨近端在旋转中立位。

体位

* 盂肱关节间隙比常规肩关节前后位摄影展示得更好。
* 显示肩峰的前下方。

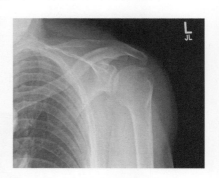

图 3.37　肺尖前后轴位。

曝光

* 最佳密度(亮度)和对比度;无移动。
* 软组织细节清晰,骨小梁显示清晰、锐利。

前后位和前后轴位:锁骨

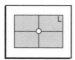

* 24cm×30cm,横放。
* 采用滤线栅。

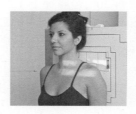

图 3.38　前后位(0°)。

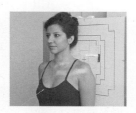

图 3.39　前后轴位(向头侧倾斜 15°~30°)。

体位

* 患者直立(首选)或卧位。肩背部应该紧贴 IR 或台面,身体无旋转。

　● CR 对准锁骨中部射入 IR 中心(颈静脉切迹内侧和肩部上方 AC 关节外侧的中间位置)。

　　中心线:CR 垂直于锁骨中部。

　　前后位:CR 垂直于锁骨中部。

　　前后轴位:CR 向头侧倾斜 15°~30°,经锁骨中部射入(对于肩部较薄者,需要比肩部较厚者多 5°~15°)。

　　注意:常规可包括前后位(0°)或前后轴位,或两者都有。

　　SID:100cm。

　　准直:准直至锁骨区域(确保肩锁关节和胸锁关节都包括在内)。

　　呼吸:吸气末暂停呼吸。

　　* 对于前后轴位,可采用前凸位,而不是 CR 倾斜。

kVp 范围:70~85

体型	cm	kVp	mA	时间	mAs	SID	曝光指数
小型							
中型							
大型							

前后位和前后轴位:锁骨评价标准

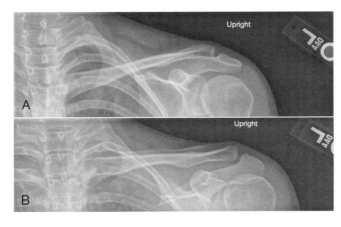

图 3.40　前后位 (A) 和前后轴位(B)。

解剖显示

- 前后位(0°)：整个锁骨,包括肩锁关节和胸锁关节,以及肩峰。
- 前后轴位：整个锁骨,包括肩锁关节和胸锁关节,以及肩胛骨上方的肩峰和肋骨。

体位

- 前后位(0°)：整个锁骨,从肩锁关节到胸锁关节。
- 前后轴位：锁骨摄影位于肩胛骨、第 2 和第 3 肋骨之上。只有锁骨内侧与第 1 和第 2 肋骨重叠。

曝光

- 最佳密度(亮度)和对比度;无移动。
- 软组织细节清晰,骨小梁显示清晰、锐利。

前后位(双侧)：肩锁关节

Pearson 位：负重和不负重

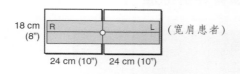

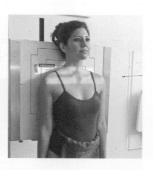

图 3.41　负重双侧肩锁关节摄影。

　　警告：应在肩关节或锁骨摄影前先排除骨折,或先进行不负重成像,核实后再进行负重摄影。

- 35cm×43cm,横放,或 24cm×30cm,横放进行单侧曝光。
- 对于宽肩患者,2 个 18cm×24cm 的 IR 并排横放,同时曝光,包括两侧的肩锁关节。

- 采用滤线栅(肩厚度<10cm 时不用滤线栅)。
- "负重"和"不负重"应标记。

体位

- 患者应上身挺直,站立(首选)或坐位。
- 肩背部紧贴 IR,两边负重相等;两臂位于两侧;肩或骨盆无旋转;直视前方(如果患者情况需要,可采取坐位)。
- 在同一位置摄取双侧肩锁关节两张,一张不负重,一张负重(8~10 磅,对于体型较小的患者,可选择 5~8 磅)。CR 对准 IR 中心(IR 的顶部应在肩上约 5cm 处)。

中心线:

- CR 垂直于两侧肩锁关节中点,在颈静脉切迹上方 2.5cm 处。
- 单侧检查时,CR 在患侧肩锁关节下方 2.5cm 处。

SID:100cm;若采用单一 IR 进行双侧检查,推荐使用 180cm。

准直:水平照射野狭长;上缘应至肩关节软组织边缘上方。

呼吸:曝光时暂停呼吸。

前后轴位摄影 (Alexander 位):CR 在患侧肩锁关节水平面向头侧倾斜 15°,以排除肩锁关节半脱位或脱位。

前后轴位摄影(Zanca 位):CR 在患侧肩锁关节水平面向头侧倾斜 10°~15°,使肩锁关节投影于肩峰之上,以提供最佳显示。Zanca 位比标准盂肱关节曝光使用的千伏值低 50%,以更好地显示肩锁关节的软组织和关节细节。此摄影可用于疑似肩锁关节半脱位或脱位,以及软组织病变。

kVp 范围:70~85(对于肩部较厚的患者推荐采用滤线栅)

体型	cm	kVp	mA	时间	mAs	SID	曝光指数
小型							
中型							
大型							

前后位(双侧):肩锁关节评价标准

Pearson 位:负重和不负重

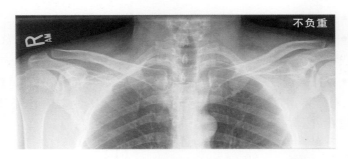

图 3.42 　肩锁关节前后不负重位。

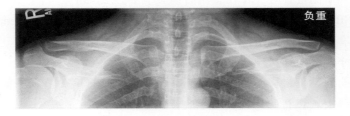

图 3.43 　肩锁关节前后负重位。

解剖显示

- 双侧肩锁关节,包括整个锁骨和胸锁关节。

体位

- 两侧肩锁关节在同一水平面上。
- 无旋转,胸锁关节对称。

曝光

- 最佳密度(亮度)和对比度;无移动。
- 骨边缘清晰,骨小梁显示清晰、锐利。

前后位:肩胛骨

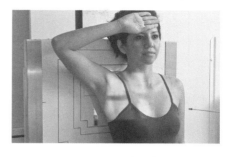

- 24cm×30cm,竖放。
- 采用滤线栅。

图 3.44　肩胛骨前后直立位。

体位

- 患者应直立（首选）或仰卧。肩后表面紧贴台面或 IR,胸部无旋转。
- 调整 IR 至 CR。IR 的顶部应在肩上方约 5cm,IR 的侧边应距离肋骨外侧缘约 5cm。
- 如果可能,手臂外展 90°;掌心向上(外展可以减少肩胛骨与肋骨重叠)。

中心线:CR 垂直于肩胛骨中部(喙突下 5cm,患者躯干外侧缘向内 5cm 处)。

SID:100cm。

准直:四边准直至肩胛骨边界。

呼吸:首选直立(呼吸)技术,或曝光时屏气。

kVp 范围:70~85

体型	cm	kVp	mA	时间	mAs	SID	曝光指数
小型							
中型							
大型							

侧位(直立和俯卧位):肩胛骨

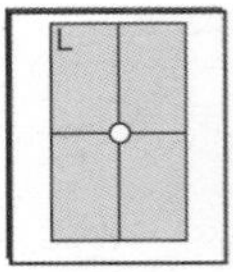

• 24cm×30cm,竖放。

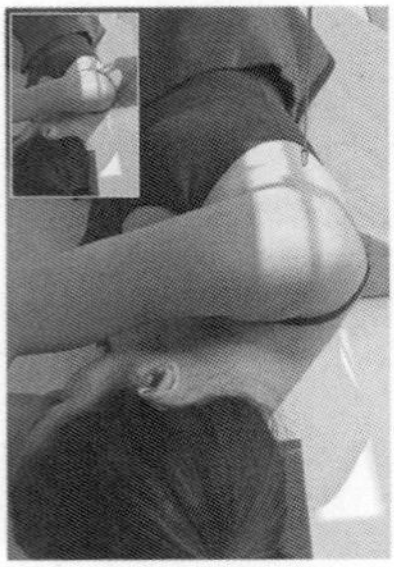

体位

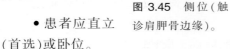

图 3.45　侧位(触诊肩胛骨边缘)。

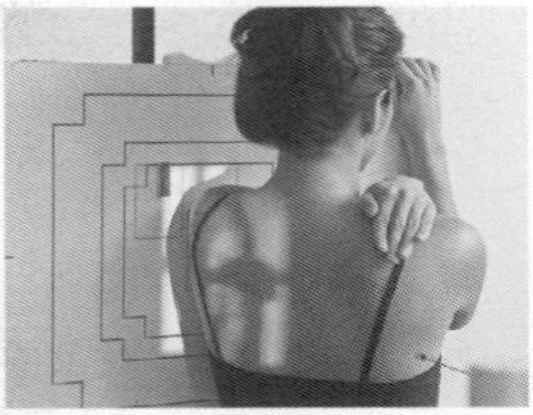

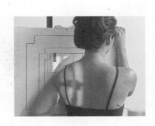

图 3.46　对准肩胛骨体。

• 患者应直立(首选)或卧位。

• 患者面朝 IR,处前斜位置。

• 如果兴趣区是肩胛骨体部,患侧手臂上举,置于对侧肩部。

• 如果兴趣区是肩峰和喙突,患侧手臂下垂,屈肘,将手背置于背部下方,手臂部分外展,或将手臂置于身侧。

图 3.47　肩胛骨上缘(肩峰或喙突),手臂置于下方,屈肘,掌心朝外。

• 触诊肩胛骨边界,旋转胸部,直到肩胛骨体部垂直于 IR(旋转45°~60°)。

中心线:CR 垂直于肩胛骨内缘中心。

SID:100cm。

准直:准直肩胛骨区域。

呼吸:曝光时屏气。

kVp 范围:70~85

体型	cm	kVp	mA	时间	mAs	SID	曝光指数
小型							
中型							
大型							

前后位和侧位:肩胛骨评价标准

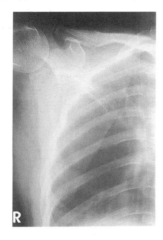 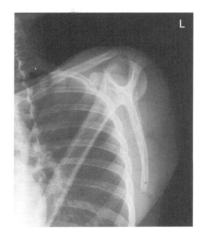

图 3.48　肩胛骨前后位。　　　图 3.49　肩胛骨侧位。

解剖显示

- 前后位:整个肩胛骨。
- 侧位:整个肩胛骨处于侧位。

体位

- 前后位:肩胛骨侧缘无重叠。
- 侧位:肱骨不重叠于兴趣区;肋骨和肩胛骨体无重叠。

曝光

- 最佳密度(亮度)和对比度;无移动。
- 骨缘清晰,骨小梁显示清晰。

(张娟　王骏　缪建良　田春江　王文文　孟亚兵　译)

第 **4** 章　下肢

目　录

技术因素

下肢 X 线摄影的主要曝光参数包括:
- 低至中 kVp(50~85)。
- 短曝光时间。
- 小焦点。
- 足够的 mAs,以满足足够的密度(亮度)。
- 滤线栅:解剖厚度>10cm。

数字成像因素

- 四边准直:对兴趣区至少进行两边(四边最好)准直,并平行于边界,图像显示清晰。
- 精准的中心:肢体部位和 CR 应对准 IR。
- 无暗盒系统使用滤线栅:解剖厚度和 kVp 范围为是否使用滤线栅的决定因素。在无暗盒系统中,去除滤线栅可能是较为困难的。因此,即使是厚度 10cm 或更小的肢体部位,滤线栅通常也会保留在适当的位置。如果保留滤线栅, 应确保 CR 位于滤线栅的中心。

辐射防护

准直与屏蔽

防护屏蔽的一般规则是, 当辐射敏感部位位于原始射线内或附近时,应使用防护屏蔽。红骨髓和性腺组织是两个关键的辐射敏感部位。操作时,除了密切准直到兴趣区,对青年和育龄患者进行下肢检查时都需要使用屏蔽。所有对辐射敏感的组织都应受到保护,除非其涉及兴趣区。这可以使患者确信其在防护下免于不必要的曝光。

每张成像板多次曝光

不建议在同一 IP 上进行多次成像。如果一定要这样做,必须仔细准直和使用铅板遮蔽,以防止其他图像的预曝光。

前后位:足趾

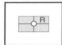

替代常规:足趾前后位摄影应尽可能包含整个足,因为除足趾外的其他部位可能有继发性创伤(见足前后位)。

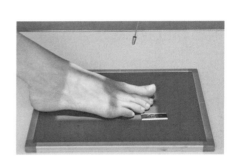

图 4.1　第 2 足趾前后位,CR 向跟骨倾斜 10°~15°。

- 18cm×24cm,横放。
- 不用滤线栅。
- 在同一 IR 上进行多次曝光时,需铅板遮挡。

体位

- 患者应仰卧或坐于检查床上,屈膝,足底紧贴 IR。
- 受检足趾的长轴与 IR 长轴一致,并对准曝光。

中心线

- CR 向跟骨倾斜 10°~15°(垂直于足趾长轴)。
- CR 对准兴趣区的跖趾关节。

SID:100cm。

准直:四边准直至兴趣区,包括软组织边缘。

kVp 范围:50~60

体型	cm	kVp	mA	时间	mAs	SID	曝光指数
小型							
中型							
大型							

前后斜位:足趾

- 18cm×24cm,横放。
- 不使用滤线栅。
- 在同一 IR 中进行多次曝光时,需铅板遮挡。

体位

- 患者仰卧或坐于检查床上,屈膝,足置于 IR 上。

- 受检足趾长轴与 IR 长轴一致,并曝光。

- 第 1~3 足趾向内侧倾斜30°~45°, 第 4~5 足趾向外侧倾斜。如图 4.2、图 4.3 所示在足底放置支撑物。

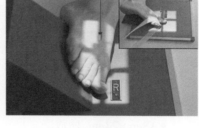

图 4.2　内斜位(第 1 足趾)。

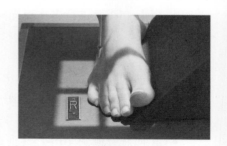

图 4.3　外侧斜位(第 4 足趾)。

中心线:CR 垂直于兴趣区的跖趾关节中心。

SID:100cm。

准直:四边准直至兴趣区,包括软组织边缘。

kVp 范围:50~60

体型	cm	kVp	mA	时间	mAs	SID	曝光指数
小型							
中型							
大型							

前后位和前后斜位:足趾评价标准

解剖显示

● 前后位和前后斜位:包括整个足趾和至少一半跖骨。

体位

● 前后位:周围足趾、跖骨无重叠;无旋转,趾骨和跖骨干于两侧凹相当。

● 前后斜位:趾骨干一侧凹增加。

曝光

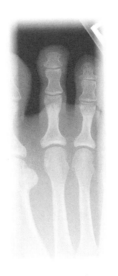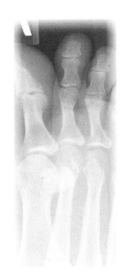

图 4.4 足趾前后位。　图 4.5 足趾内斜位。

● 最佳密度(亮度)和对比度;无移动。

● 骨皮质边缘清晰,骨小梁显示清晰。

侧位:足趾

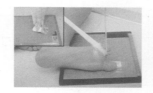   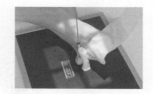

图 4.6   外内侧位(第 1 足趾)。   图 4.7   内外侧位(第 4 足趾)。

- 18cm×24cm,横放。
- 不用滤线栅。
- 在同一 IR 上多次曝光时,采用铅板遮挡。

体位

- 患者应坐或卧于检查床上。
- 如图所示,小心地使用胶带或透线绷带隔开不检查的足趾。
- 检查第 1~3 足趾(第 1 足趾在下)时,向内侧旋转小腿及足(外内侧位);检查第 4、第 5 足趾时,向外侧旋转(内外侧位)(第 1 足趾在上)。

中心线:对于第 1 足趾,CR 垂直于 IP,对于第 2~5 足趾,垂直于 PIP 关节。

SID:100cm。

准直:准直至兴趣区的足趾,包括软组织边缘。

kVp 范围:50~60

体型	cm	kVp	mA	时间	mAs	SID	曝光指数
小型							
中型							
大型							

切线位:足趾——籽骨

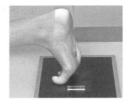

图 4.8 患者俯卧位。

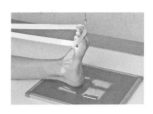

图 4.9 可选择仰卧位。

- 18cm×24cm,横放。
- 不用滤线栅。
- 在同一 IR 上进行多次曝光时,采用铅板遮挡。

体位

- 患者俯卧,足和第 1 足趾背屈,如果可能,使足底表面与垂线成 15°~20°角(根据需要调整 CR)。

可选择仰卧位:如果患者疼痛较严重,可选择更能耐受的仰卧位。如图所示,患者需要用绷带固定足趾。

中心线:CR 垂直,或视需要改变角度,取决于足背屈程度,中心置于第 1 跖骨头。

SID:100cm。

准直:准直至兴趣区,包括可能出现籽骨的第 1~3 跖骨远端。

kVp 范围:50~60

体型	cm	kVp	mA	时间	mAs	SID	曝光指数
小型							
中型							
大型							

侧位 : 足趾评价标准

解剖显示

- 整个足趾 , 包括近端趾骨。

体位

- 趾骨呈标准的侧位 , 远端趾骨前表面和近端趾骨后表面显示凹陷。
- 无邻近趾骨重叠。
- 近端趾骨重叠显示。

曝光

- 对比度和密度 (亮度) 足以显示软组织和骨骼部分 ; 无移动。

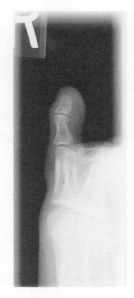

图 4.10　第 2 足趾外内侧位。

切线位 : 籽骨评价标准

解剖显示

- 籽骨轮廓显示。

体位

- 籽骨与第 1~3 跖骨远端轮廓无重叠。

曝光

- 最佳密度 (亮度) 和对比度 ; 无移动。

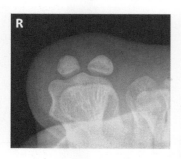

图 4.11　籽骨切线位。

- 软组织、骨小梁和骨皮质边缘显示清晰。

背趾前后位：足

- 24cm×30cm, 竖放。
- 不用滤线栅。
- 在同一 IR 上进行多次曝光时,采用铅板遮挡。

体位

- 患者应仰卧或坐位,跖面紧贴 IR 上,足长轴与曝光的 IR 长轴一致。

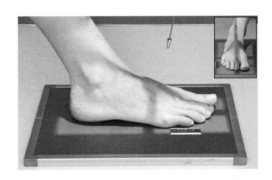

图 4.12　足前后位,中心线向足跟倾斜 10°。

- 屈膝,将患足跖面平放在 IR 上。
- 足展平(足底弯曲),使跖面紧贴 IR。

中心线:CR 垂直于跖骨,向足跟方向倾斜约 10°,以第 3 跖骨基部为中心。

SID:100cm。

准直:四边准直至兴趣区,包括软组织边缘。

kVp 范围:55~65

体型	cm	kVp	mA	时间	mAs	SID	曝光指数
小型							
中型							
大型							

前后内斜位：足

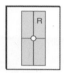

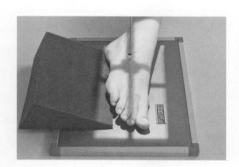

- 24cm×30cm，竖放。
- 不用滤线栅。
- 在同一 IR 上进行多次曝光时，应使用铅板遮挡。

图 4.13　内斜 30°~40°。

体位

- 患者仰卧或坐位，对准足中部曝光，且其长轴与 IR 长轴一致。
- 足内斜 30°~40°，用 45°透射角度板和沙袋支撑，以防打滑。
- 注意 1：足弓较高者需倾斜近 40°，足弓较低者（"扁平足"）需倾斜近 30°。
- 注意 2：30°侧斜投影可显示第 1 跖骨与第 2 跖骨之间，以及第 1 楔骨与第 2 楔骨之间的间隙。

中心线：CR 对准并垂直于第 3 跖骨基底部。

SID：100cm。

准直：四边准直至兴趣区，包括软组织边缘。

kVp 范围：60~70

体型	cm	kVp	mA	时间	mAs	SID	曝光指数
小型							
中型							
大型							

前后位和前后内斜位:足评价标准

解剖显示

• 前后位和前后内斜位:全足,包括跗骨、距骨和趾骨。

体位

前后位

• 无旋转,与跗骨重叠。

前后内斜位

• 第 3~5 跖骨无重叠。

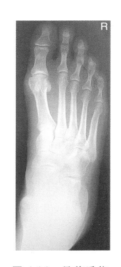

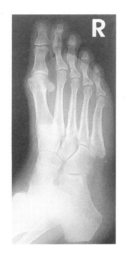

图 4.14　足前后位。　　图 4.15　足内斜位。

• 骰骨显示清晰;显示第 5 跖骨基底部轮廓。

曝光

• 最佳密度(亮度)和对比度;无移动。
• 软组织清晰,骨小梁显示清晰、锐利。

侧位:足

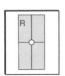

• 18cm×24cm,竖放,或 24cm×30cm,竖放,适用于足部较大者。
• 不用滤线栅。

体位(内外侧位)

- 患者应患侧卧位,健侧膝关节屈曲约 45°,以防过度旋转。

- 如果可能,足背屈,以达标准的足和踝侧位。

- 根据需要,在患侧膝关节和小腿下放置支撑,以使足底面垂直于 IR。

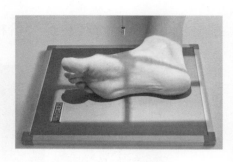

图 4.16　足内外侧位。

外内侧摄影:如果患者的身体条件允许此体位,可能更容易实现标准的侧位摄影。

中心线:CR 垂直于第 3 跖骨基底部中心。

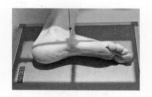

图 4.17　足外内侧位。

SID:100cm。

准直:四边准直至兴趣区,包括软组织边缘。

kVp 范围:60~70

体型	cm	kVp	mA	时间	mAs	SID	曝光指数
小型							
中型							
大型							

侧位:足评价标准

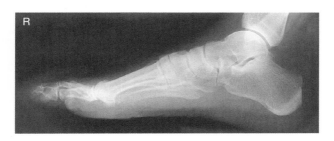

图 4.18　足内外侧位。

解剖显示

- 整足,包括胫骨–腓骨远端约 2.5cm。

体位

- 标准的侧位,胫距关节展开。
- 腓骨远端与胫骨后端重叠,远端跖骨重叠。

曝光

- 最佳密度(亮度)和对比度;无移动。
- 软组织清晰,骨小梁显示清晰,锐利。

负重前后位和侧位:足

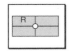

侧位投影最常用于显示足弓（扁平足）;前后位能显示距骨和趾骨的排列。通

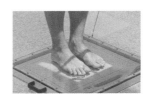

图 4.19　前后位——双足,CR 向足跟倾斜 15°。

常双侧一起拍摄,以利于比较:

● 24cm×30cm,横放;35cm×43cm,双足
检查时横放。

● 不用滤线栅。

体位

● 前后位:患者直立,在同一个 IR 上,
体重均匀分布在双足上。

● 侧位:患者直立,单足完全负重,站
在高于地面的木块上,IR 垂直于地面,CR
水平摄影(双足均摄影,以资对比)。

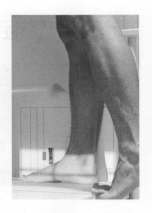

图 4.20　右足侧位。

中心线

● 前后位:CR 向足跟倾斜 15°,平第 3 跖骨基底部,在双足之间
射入。

● 侧位:CR 水平摄影,从第 3 跖骨基底部射入。

SID:100cm。

准直:四边准直至兴趣区,包括软组织边缘。

kVp 范围:60~70

体型	cm	kVp	mA	时间	mAs	SID	曝光指数
小型							
中型							
大型							

负重前后位和侧位:足评价标准

解剖显示

* 前后位:显示双侧足部软组织细节,包括远端距骨。
* 侧位:全足,包括胫骨-腓骨远端 2.5cm。

体位

* 前后位:跗跖关节展开;第 2~4 跖骨间距基本相等。
* 侧位:显示足背到足底表面,包括胫骨-腓骨远端约 2.5cm;距骨头重叠。

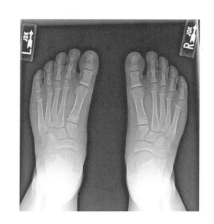

图 4.21　双足负重前后位。

曝光

* 最佳密度(亮度)和对比度;无移动。
* 软组织、骨皮质边缘清晰,骨小梁显示清晰、锐利。

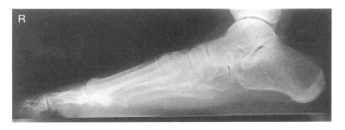

图 4.22　足负重侧位。

跖背(轴位):跟骨

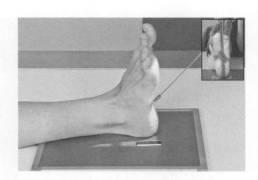

- 18cm×24cm,竖放。
- 不用滤线栅。
- 在同一 IR 上进行
多次曝光时,需铅板遮挡。

图 4.23 中心线与足的长轴成 40°。

体位

- 患者应仰卧或坐位,足背屈,使足底表面与 IR 接近垂直。如果可能,让患者拉住绷带固定足部(维持这个姿势患者可能感到疼痛,所以要快速拍摄)。
- CR 对准跟骨中心,并射入 IR 中心。

中心线:CR 与足底表面长轴成 40°角(如果足部没有背屈 90°,可能需要与垂线的角度超过 40°)。

- CR 以第 3 跖骨基部为中心,以显示踝关节远端和下端。
- 注意:必须将跟骨置于离 X 线管最近的 IR 下方,以便达到合适的 CR 的角度。

SID:100cm。

准直:四边准直至兴趣区,包括软组织边缘。

kVp 范围:65~75

体型	cm	kVp	mA	时间	mAs	SID	曝光指数
小型							
中型							
大型							

侧位——内外侧位：跟骨

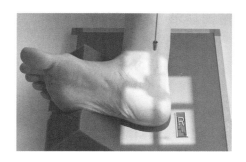

图 4.24　跟骨侧位。

- 18cm×24cm，竖放。
- 不用滤线栅。
- 在同一 IR 上进行多次曝光时，需铅板遮挡。

体位

- 患者应患侧卧位，膝关节屈曲约 45°，健侧肢体置于患侧后方，以防止过度旋转。
- 如果需要，在膝关节和小腿下放置支撑物，有助于达到标准的侧位。
- 尽可能足背屈，使足底表面与小腿接近 90°。

中心线：CR 垂直于跟骨中部，内踝下 2.5cm。

SID：100cm。

准直：四边准直至兴趣区，包括踝关节上缘和软组织边缘。

kVp 范围：60~75

体型	cm	kVp	mA	时间	mAs	SID	曝光指数
小型							
中型							
大型							

跖背(轴位)和侧位:跟骨评价标准

解剖显示

• 轴位:包括整个跟骨,从胫骨粗隆至跟距关节。

• 侧位:跟骨侧面,从距骨至胫腓骨远端显示清晰,舟骨与跟骨关节间隙展开,远端包括骰骨。

体位

• 轴位:跟骨载距突位于照射野正中,无旋转,跟距关节间隙展开,跟骨粗隆无失真,适当拉长跟骨。

• 侧位:距骨部分重叠,跟距关节展开,跗骨窦和跟骰关节间隙应显示清晰。

曝光

• 密度和对比度(亮度)足以通过距骨隐约显示腓骨远端;无移动。

• 骨边缘清晰,骨小梁显示清晰。

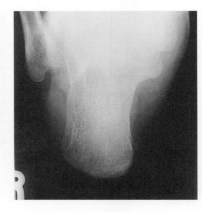

图 4.25　跟骨轴位。

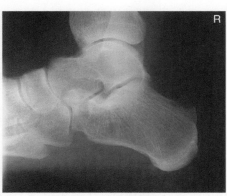

图 4.26　跟骨侧位。

前后位:踝关节

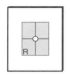

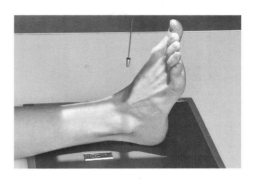

图 4.27 踝关节前后位。

- 24cm×30cm,竖放。
- 不用滤线栅。
- 在同一 IR 上进行多次曝光时,需铅板遮挡。

体位

- 患者应仰卧或坐于检查床上,下肢伸直,膝关节下放支撑物。
- 小腿和踝关节平行于 IR 边缘。
- 标准的前后位,确保小腿无旋转,足的长轴垂直于 IR,并与 CR平行。

中心线:CR 垂直于踝关节中部。

SID:100cm。

准直:四边准直至兴趣区,包括距骨近端的一半、胫-腓骨远端和软组织边缘。

kVp 范围:60~75

体型	cm	kVp	mA	时间	mAs	SID	曝光指数
小型							
中型							
大型							

前后卯眼位:踝关节

这是整个踝关节卯眼的前面观,不应该代替常规的前后位或 45°斜位:

- 24cm×30cm,竖放。
- 不用滤线栅。
- 在同一 IR 上多次曝光时,需铅板遮挡。

体位

- 患者应仰卧或坐在检查床上,下肢伸直,膝关节下放支撑物。
- CR 对准踝关节并与 IR 长轴一致。
- 将下肢和足长轴向内旋转 15°~20°,使踝间线与检查床平行。

中心线:CR 垂直于踝关节中部。

SID:100cm。

准直:四边准直至兴趣区,包括胫-腓骨远端、距骨近端和软组织边缘。

注意:第 5 跖骨基底部是常见的骨折部位,可能在此摄影中显示。

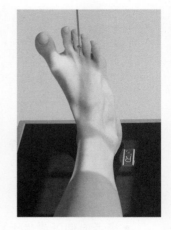

图 4.28　前后位,以显示踝关节卯眼(内旋 15°~20°)。

kVp 范围:60~75

体型	cm	kVp	mA	时间	mAs	SID	曝光指数
小型							
中型							
大型							

前后斜位——45°内旋:踝关节

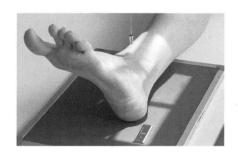

图 4.29　踝关节前后内斜 45°位。

- 24cm×30cm,竖放。
- 不用滤线栅。
- 在同一 IR 上进行多次曝光时,需铅板遮挡。

体位

- 患者仰卧或坐位,下肢伸直,膝关节下放支撑物。
- CR 对准踝关节并与 IR 长轴一致。
- 下肢和足内旋 45°(足长轴与 IR 成 45°)。

中心线:CR 垂直于踝关节中部。

SID:100cm。

准直:四边准直至兴趣区,包括跗骨近端、胫-腓骨远端和软组织边缘。

注意:第 5 跖骨基底部是常见的骨折部位,在踝关节斜位摄影可能显示。

kVp 范围:60~75

体型	cm	kVp	mA	时间	mAs	SID	曝光指数
小型							
中型							
大型							

前后位、前后卯眼位、前后斜位——45°内旋：踝关节评价标准

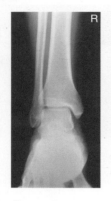

图 4.30　踝关节前后位。[Courtesy E. Frank, RT (R), FASRT .]

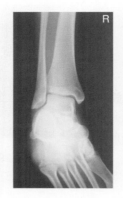

图 4.31　踝关节前后卯眼位。

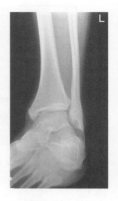

图 4.32　45°前后内斜位。

解剖显示

- 前后位：显示胫–腓骨远端 1/3，外踝和内踝，距骨以及距骨近端。
- 前后卯眼位：显示整个踝关节卯眼，包括胫–腓骨远端 1/3、外踝和内踝、距骨，以及距骨近端 1/2。
- 前后 45°斜位：显示胫–腓骨远端 1/3，踝关节、距骨和距骨近端。

体位

- 前后位：无旋转，内侧卯眼关节面显示，外侧关节面不显示。
- 前后卯眼位：外侧和内侧踝关节面均显示清晰；踝关节居中。
- 前后 45°斜位：胫腓骨远端关节、距骨和内踝关节面显示清晰，无或稍有重叠。

曝光

- 密度和对比度(亮度)足以通过距骨隐约显示腓骨远端；无移动。
- 软组织结构、骨边缘清晰，骨小梁显示清晰、锐利。

侧位——内侧位或外侧位:踝关节

- 24cm×30cm,竖放。
- 不用滤线栅。
- 在同一 IR 进行多次曝光时,需铅板遮挡。

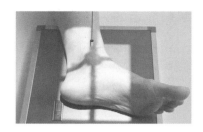

图 4.33　踝关节内侧位。

体位

- 患者应患侧卧位,患膝屈曲约 45°;健侧下肢置于患肢后方,以防过度旋转。

- 如果患者能耐受,足部背屈与小腿成 90°。

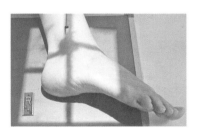

图 4.34　踝关节外侧位。

- 根据需要在膝关节下放置支撑物,以使足和踝关节处于标准侧位。

中心线:CR 垂直于踝关节中部。

注意:如果患者条件允许,也可进行外侧位摄影;可能更容易达到标准的侧位。

SID:100cm。

准直:四边准直至兴趣区,包括胫腓骨远端、距骨近端和软组织边缘。

kVp 范围:60~75

体型	cm	kVp	mA	时间	mAs	SID	曝光指数
小型							
中型							
大型							

内侧位:踝关节评价标准

解剖显示的评价标准

• 显示胫腓骨远端 1/3,跗骨侧位,第 5 跖骨基底部,舟骨和骰骨。

体位

• 标准侧位无旋转,腓骨远端重叠于胫骨后半部分。

• 胫距关节展开。

曝光

• 密度和对比度(亮度)足以通过距骨隐约显示腓骨远端;无移动。

• 骨边缘清晰,骨小梁显示清晰。

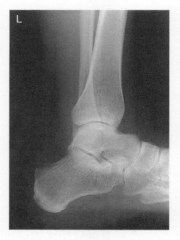

图 4.35　踝关节内侧位。

应力前后位:踝关节

内翻和外翻位

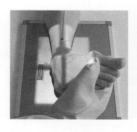

图 4.36　应力内翻位。

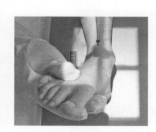

图 4.37　应力外翻位。

警告

- 对受伤的患者应非常小心。
- 24cm×30cm,竖放,或 35cm×43cm,竖放。
- 不用滤线栅。
- 在同一 IR 中进行多次曝光时,需铅板遮挡。

体位

- 患者应仰卧或坐在检查床上,下肢伸直。
- CR 对准踝关节并与 IR 长轴一致。
- 在不旋转下肢或踝关节(标准的前后位)的情况下,先将脚底面向内(内翻应力),然后向外(外翻应力)施加应力于踝关节。

中心线:CR 垂直于踝关节中部。

SID:100cm。

准直:四边准直至兴趣区,包括跖骨近端、胫–腓骨远端和软组织边缘。

kVp 范围:60~75

体型	cm	kVp	mA	时间	mAs	SID	曝光指数
小型							
中型							
大型							

前后位:小腿(胫–腓骨)

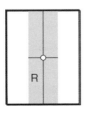

- 35cm×43cm,竖放,或与 IR 对角线一致,或两次 IR 分开拍摄,包括两侧关节。
- 不用滤线栅。
- 为充分利用阳极足跟效应,可将膝关节置于 X 线束的阴极端。

体位

- 患者应仰卧,下肢伸直;确保膝、小腿和踝无旋转。

- 包括膝和踝关节外至少 3~5cm。

- 如果肢体太长,将小腿对角放置在 35cm×43cm

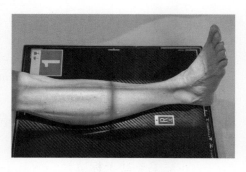

图 4.38 小腿前后位。

的 IR 上,以确保两侧关节都包括在内(此外,如果需要,可以在离损伤部位最远的关节处拍摄第二幅较小的 IR 照片)。

中心线:CR 垂直于下肢中点(IR 中心)。

SID:最小 SID 为 100cm;可增加到 110~120cm。

准直:四边准直至兴趣区,包括膝关节、踝关节和软组织边缘。

kVp 范围:70~80

体型	cm	kVp	mA	时间	mAs	SID	曝光指数
小型							
中型							
大型							

内侧位:小腿(胫-腓骨)

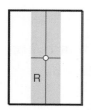

- 35cm×43cm,竖放;可与 IR 对角线一致,或两个单独的 IR 分开拍摄,以包括两侧关节。

- 不用滤线栅。

- 为充分利用阳极足跟效应,可将膝关节置于 X 线束的阴极端。

体位

● 患者应患侧卧位。

● 将健侧肢体置于患侧后方,以防过度旋转。

● 根据需要将支撑物置于患足远端,以确保足、踝关节和膝关节处于标准的侧位。

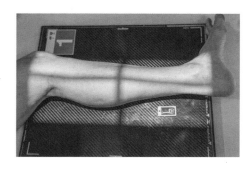

图 4.39 小腿内侧位。

● 确保踝关节和膝关节离 IR 末端 3~5cm。

● 如果肢体太长,将小腿对角置于 35cm×43cm 的 IR 上,以确保两侧关节都包括在内(此外,如果需要,可以在离损伤部位最远的关节处拍摄第二幅较小的 IR 照片)。

中心线:CR 垂直于下肢中点(IR 中心)。

SID:最小 SID 为 100cm;可增加到 110~120cm。

准直:四边准直至兴趣区,包括膝关节、踝关节和软组织边缘。

kVp 范围:65~80

体型	cm	kVp	mA	时间	mAs	SID	曝光指数
小型							
中型							
大型							

前后位和侧位:小腿(胫-腓骨)评价标准

解剖显示

- 前后位:显示整个胫-腓骨及踝关节和膝关节。
- 侧位:显示整个胫-腓骨及踝关节和膝关节。

体位

前后位
- 无旋转,显示股骨髁和胫骨髁轮廓。
- 胫腓骨近端和远端关节稍重叠。

侧位
- 确保下肢处于标准的侧位(髌骨平面应垂直于 IR)。
- 胫骨粗隆应在侧面显示。
- 腓骨远端与胫骨后部重叠。

曝光

- 接近相等的密度(亮度)和对比度;无移动。
- 软组织清晰,骨小梁显示清晰、锐利。

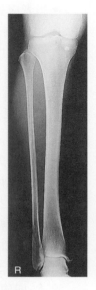

图 4.40　小腿前后位。(Courtesy J. Sanderson, RT.)

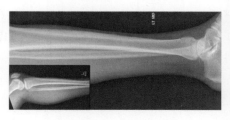

图 4.41　小腿内侧位。

前后位:膝关节

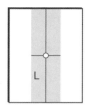

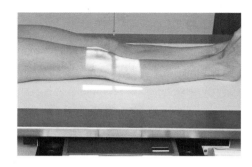

- 24cm×30cm,竖放。
- 肢体厚度>10cm,采用滤线栅;肢体厚度<10cm,不用滤线栅。

图 4.42　膝关节前后位(中等体型患者 CR 垂直于探测器)。

体位

- 患者仰卧或坐于检查床上,下肢伸直,CR 对准 IR 中心射入,并与 IR 中线保持一致。
- 下肢稍内旋 3°~5°,以获得标准的膝关节前后位(或直到髁间线平行于 IR 平面)。
- CR 与 IR 中线一致。

中心线:CR 置于髌尖远端 1.25cm。CR 平行于关节面(胫骨平台)。测量从髂前上棘(ASIS)到检查床面的距离,以确定 CR 角度:

- 大腿和臀部较瘦者(ASIS 到检查床面<19cm),向足侧倾斜 5°。
- 大腿和臀部匀称者(19~24cm),0°,CR 垂直于 IR。
- 大腿和臀部较胖者(>24cm),向头侧倾斜 5°。

SID:100cm。

准直:四边准直至兴趣区,包括软组织边缘。

kVp 范围:65~80

体型	cm	kVp	mA	时间	mAs	SID	曝光指数
小型							
中型							
大型							

前后斜位——内旋和外旋:膝关节

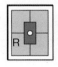
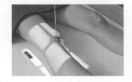
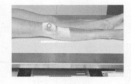

图 4.43 45°内斜前后位。   图 4.44 45°外斜前后位。

前后内斜位:清晰显示腓骨头和腓骨颈(也可采用侧斜位)。

前后外斜位:显示股骨内侧髁和胫骨髁的轮廓:

* 24cm×30cm,竖放。
* 肢体厚度>10cm,采用滤线栅;肢体厚度<10cm,不用滤线栅。

体位

* 患者应保持半仰卧位,下肢伸直,CR 对准台面中线射入。
* 旋转整个下肢,包括膝关节、踝关节和足,内旋 45°为内斜,外旋 45°为外斜。
* CR 对准 IR 中心。

中心线

* 中等体型患者 CR 垂直于 IR(见"前后位:膝关节")。
* CR 对准膝关节中点(髌尖远端 1.25cm)。

SID:100cm。

准直:四边准直至兴趣区,包括软组织边缘。

kVp 范围:65~80

体型	cm	kVp	mA	时间	mAs	SID	曝光指数
小型							
中型							
大型							

前后位和前后斜位——内斜和外斜:膝关节评价标准

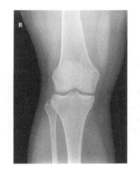

图 4.45　膝关节前后位。
(Courtesy Joss Wertz, DO.)

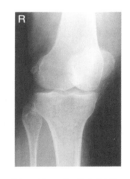

图 4.46　前后内斜位。

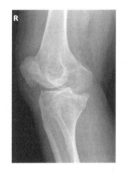

图 4.47　前后外斜位。
(Courtesy Joss Wertz, DO.)

解剖显示

- 前后位:股胫关节间隙显示清晰。
- 前后内斜位:显示胫腓关节近端;显示股骨外侧和胫骨髁侧面。
- 前后外斜位:显示股骨内侧和胫骨髁轮廓。

体位

- 前后位:股骨和胫骨髁对称显示,无旋转。腓骨头内侧与胫骨重叠。可见髁间隆起。

- 前后内斜位：显示胫腓关节近端和胫骨外侧髁。可见腓骨头和腓骨颈、一半髌骨，无重叠。
- 前后外斜位：腓骨近端与胫骨近端重叠。显示股骨和胫骨内侧髁轮廓。可见约一半的髌骨，与股骨无重叠。

曝光

- 最佳密度(亮度)和对比度；通过股骨远端可见髌骨轮廓；无移动。
- 软组织清晰，骨小梁显示清晰、锐利。

侧位——内侧位：膝关节

- 18cm×24cm 或 24cm×30cm，竖放。
- 肢体厚度>10cm，采用滤线栅；肢体厚度<10cm，不用滤线栅。

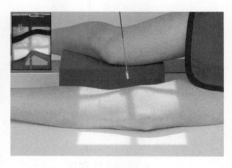

图 4.48 膝关节内侧位，中心线向头侧倾斜 5°。

体位

- 水平侧位或侧卧位。
- 对于可屈曲膝关节 20°~30°的患者，患侧在下，CR 中心对准检查床或 IR 中线。
- 健侧下肢置于患侧后方，以防过度旋转。
- 对于因疼痛或外伤而无法屈曲膝关节的患者，可采用水平摄影，将 IR 置于膝关节旁。
- 如果需要，将支撑物置于患侧踝关节和足下方，为使膝关节处于标准的侧位,应根据需要调整身体位置。

- CR 对准 IR 中心。

中心线

- CR 向头侧倾斜 5°~7°(如果小腿可抬高至股骨平面,CR 可垂直)。
- CR 对准内上髁远端约 2.5cm。

SID:100cm。

准直:四边准直至兴趣区,包括软组织边缘。

kVp 范围:65~80

体型	cm	kVp	mA	时间	mAs	SID	曝光指数
小型							
中型							
大型							

侧位——内侧位:膝关节评价标准

解剖显示

- 股骨远端、胫骨和腓骨近端,以及髌骨侧位显示。
- 髌股关节和膝关节展开。

体位

- 标准的侧位,无旋转;股骨髁重叠。
- 髌骨侧位,髌股关节展开。

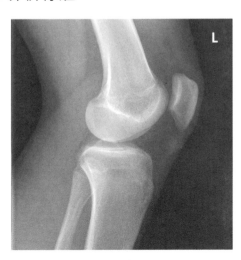

图 4.49　膝关节内侧位。

曝光

- 最佳密度(亮度)和对比度;无移动。
- 软组织(脂肪垫)清晰,骨小梁显示清晰、锐利。

双侧负重前后位或后前位:膝关节

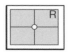

- 35cm×43cm,横放。
- 采用滤线栅。

体位

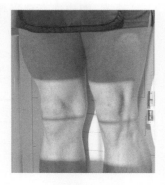

图 4.50　双膝关节负重前后位,CR 垂直于 IR。

前后位

- 患者直立,站在台阶凳或根据需要设置踏板(高度应满足较低 X 线管进行水平摄影)。

- 双足朝向正前方,膝关节伸直,体重均匀地分布在双足上。为患者提供支撑物以稳定身体。

备选后前位:患者面朝检查床或 IR 支架,双膝紧贴检查床或垂直支架,双膝屈曲约 20°。

中心线:CR 垂直于膝关节之间的中点,距髌尖远端约 1.25cm 处。

前后位:CR 水平摄影,对于中等体型患者垂直于 IR(见膝关节前后位)。

后前位:CR 向足侧倾斜 10°(如果膝关节屈曲约 20°)。

SID:100cm。

准直:四边准直至兴趣区,包括股骨远端,胫骨和腓骨近端,以及软组织边缘。

kVp 范围:70~80

体型	cm	kVp	mA	时间	mAs	SID	曝光指数
小型							
中型							
大型							

双侧负重后前轴位:膝关节

Rosenberg 位

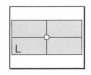

- 35cm×43cm,横放。
- 采用滤线栅。

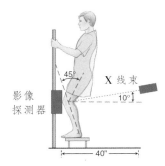

图 4.51　负重后前轴位——CR 向足侧倾斜 10°。

体位

- 患者直立后前位,站立并紧贴 X 线摄影台或站在凳子上,如果使用垂直滤线栅,患者应站在足够高的位置,CR 向足侧倾斜 10°。
- 体重均匀分布。
- 双足朝向前方,体重均匀分布在双足上,膝关节屈曲至 45°;采用滤线器,髌骨紧贴柱式滤线器。
- CR 对准双膝及柱式滤线器和 IR 中部;调整 CR 至 IR 的高度。

中心线:CR 向足侧倾斜 10°至膝关节间中点, 髌尖下 1.25cm 处射入。

SID:100cm。

准直:四边准直至兴趣区,包括股骨远端、胫骨近端和软组织边缘。

kVp 范围:70~80

体型	cm	kVp	mA	时间	mAs	SID	曝光指数
小型							
中型							
大型							

双侧负重前后位或后前位:膝关节评价标准

Rosenberg 位
解剖显示

• 显示远端股骨,胫骨、腓骨近端和股胫关节间隙。

体位

• 双膝无旋转,关节间隙对称显示。

曝光

• 最佳密度(亮度)和对比度;无移动。

• 骨小梁显示清晰、锐利。

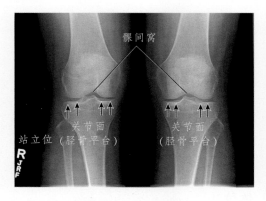

图 4.52　膝关节负重前后位——双侧。

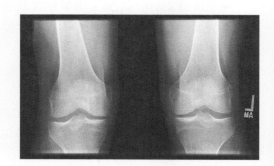

图 4.53　膝关节负重后前轴位——Rosenberg 位。

后前轴位和前后轴位("隧道位"):髁间窝

Camp Coventry 位和 Holmblad 位

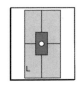

• 18cm×24cm,竖放,或采用
35cm×43cm 进行双侧检查,竖放。

• 采用滤线栅。

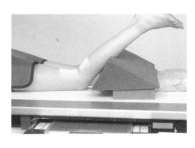

图 4.54　后前轴位摄影(Camp
Coventry 位)。

体位

• Camp Coventry 位:患者俯
卧,屈膝 40°~50°,踝关节下放置
大的支撑物。

• Holmblad 位:患者跪在 X
线检查台上,或部分站立(要求检
查台升高)。

• CR 对准膝关节中心。

• CR 对准 IR 中心。

中心线

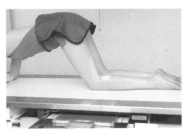

图 4.55　可供选择的 Holmblad
位:患者跪位,身体前倾 20°~30°,
CR 垂直于 IR。

• Camp Coventry 位:CR 向
足侧倾斜 40°~50°(垂直于小腿),对准膝关节中心,显示髌骨远端
边缘。

• Holmblad 位:CR 垂直于小腿,经腘窝正中射入。

SID:100cm。

准直:四边准直至兴趣区,包括软组织边缘。

kVp 范围:70~80

体型	cm	kVp	mA	时间	mAs	SID	曝光指数
小型							
中型							
大型							

后前位:髌骨

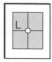

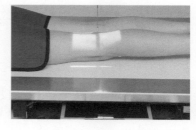

- 18cm×24cm,竖放。
- 采用滤线栅。

体位

图 4.56　髌骨后前位。

- 患者应俯卧,CR 对准膝关节中心,并与检查床或 IR 中线一致。

- 如果患者髌骨部位疼痛,应在其大腿和小腿下放置垫片,以防止直接压迫髌骨。

- 膝关节旋前约 5°,或根据需要,在髁间平行于 IR 的平面置一条假想线,以获得标准的后前位。

- CR 对准 IR 中心。

中心线:CR 垂直于并经髌骨中部射入(腘窝正中折痕处)。

SID:100cm。

准直:四边准直至兴趣区,包括软组织边缘。

kVp 范围:70~80

体型	cm	kVp	mA	时间	mAs	SID	曝光指数
小型							
中型							
大型							

侧位——内侧位:髌骨

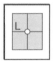

- 18cm×24cm,竖放。
- 肢体厚度>10cm,采用滤线栅;肢体厚度<10cm,不用滤线栅。

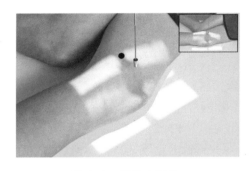

图 4.57　髌骨内侧位。

体位

- 患者患侧卧位,健侧下肢置于患侧后方,以防过度旋转。
- 膝关节屈曲仅 5°~10°,以防骨折碎片分离(如果存在)。
- CR 对准髌股关节中心,且与 IR 中线相吻合。

中心线:CR 垂直于髌股关节中部。

SID:100cm。

准直:四边准直至兴趣区,包括软组织边缘。

kVp 范围:70~80

体型	cm	kVp	mA	时间	mAs	SID	曝光指数
小型							
中型							
大型							

后前轴位:髁间窝评价标准

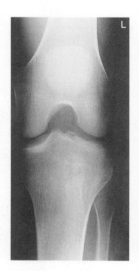

后前位和侧位:髌骨
解剖显示

- 后前轴位:显示髁间窝,股骨内外侧髁,胫骨平台和髁间隆起。
- 后前位:显示膝关节,透过股骨远端可见髌骨轮廓。
- 侧位:显示髌骨、髌股关节、股胫关节轮廓。

体位

- 后前轴位:股骨内外侧髁对称显示,髁间隆起位于中心,无旋转。
- 后前位:无旋转,股骨内外侧髁对称显示;髌骨位于股骨中部。
- 侧位:显示髌骨侧位,髌股关节展开。

图 4.58　髁间窝后前轴位摄影。

曝光

- 最佳密度(亮度)和对比度;无移动。
- 软组织清晰,骨小梁显示显示清晰、锐利。

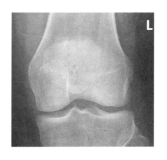

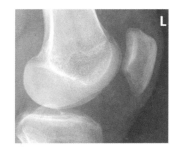

图 4.59 髌骨后前位。(Courtesy Joss Wertz, DO.)

图 4.60 髌骨侧位。

切线位——轴位:髌骨

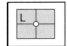

双侧 Merchant 位

- 18cm×24cm,横放,或 35cm×43cm,双侧检查,横放。

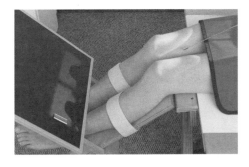

图 4.61 双侧髌骨切线位(Merchant 位)。

- 不用滤线栅。
- 可调节的下肢和 IR 支撑装置。

体位

- 患者应仰卧,在下肢放置支撑物,屈膝 40°(应使患者感到舒适,双侧下肢完全放松,以防髌骨被拉入髁间沟)。
- 将 IR 置于下肢上,距髌骨远端约 30cm,CR 垂直射入。

中心线

- CR 向足侧倾斜 30°(与股骨长轴成 30°角)。

● CR 对准髌骨中部。

SID:120~180cm(增加 SID,减少放大率)。

准直:四边准直至兴趣区,包括软组织边缘。

kVp 范围:70~80

体型	cm	kVp	mA	时间	mAs	SID	曝光指数
小型							
中型							
大型							

切线位——轴位(俯卧):髌骨

Hughston 位和 Settegast 位

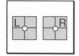

通常检查双侧,以便比较:

● 35cm×43cm,双侧检查横放; 24cm×30cm,单侧检查横放。

● 不用滤线栅。

● 在同一 IR 上进行多次曝光时, 应使用铅板遮挡。

体位

● Hughston 位:患者俯卧,膝关节屈曲 50°~60°。

● 患者可采用绷带或胶带把下肢

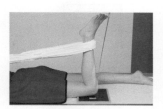

图 4.62　Settegast 位——膝关节屈曲 90°。中心线向下肢倾斜 15°~20°。

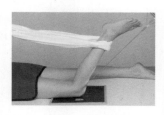

图 4.63　Hughston 位——膝关节屈曲 50°~60°。中心线向头侧倾斜 45°。警告:准直器可能发热,应使用垫子。

固定在某个位置;也可将足置于支撑装置上(不要遮挡准直器)。

　　● Settegast 位:患者俯卧,膝关节屈曲 90°。

　　中心线:CR 对准髌股关节中心。

　　Hughston 位:中心线向头侧倾斜 45°(CR 切向髌股关节间隙)(膝关节屈曲 50°~60°)。

　　Settegast 位:在通过其他摄影检查排除髌骨骨折之前,请勿尝试膝关节大幅度屈曲。

　　CR 向头侧倾斜 15°~20°(CR 切向髌股关节间隙)(膝关节屈曲 90°)。

　　SID:100~120cm。

　　准直:四边准直至兴趣区,包括软组织边缘。

kVp 范围:70~80

体型	cm	kVp	mA	时间	mAs	SID	曝光指数
小型							
中型							
大型							

上下坐式切线位:髌骨

改良 Hobbs 位

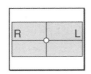

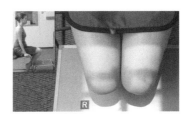

图 4.64　上下切线位(改良 Hobbs 位)。

　　警告:在通过其他摄影检查排除髌骨骨折之前,请勿尝试膝关节大幅度屈曲。

通常在一个 IR 上进行双侧比较。

- 35cm×43cm，横放，或 18cm×24cm，横放（单侧）。
- 不用滤线栅。

体位

- 患者坐在椅子上，IR 置于膝下阶梯凳或支架上，以帮助减少 OID。
- 膝关节屈曲，双足置于椅子下方。

中心线：垂直于 IR（与髌股关节相切），以髌股关节为中心。

SID：120~125cm。

准直：四边准直至兴趣区，包括股骨远端、髌骨和软组织边缘。

kVp 范围：70~80

体型	cm	kVp	mA	时间	mAs	SID	曝光指数
小型							
中型							
大型							

上下坐式切线位(双侧)：髌骨评价标准

改良 Hobbs 位
解剖显示

- 髌骨切线位显示。
- 髌股关节间隙展开。

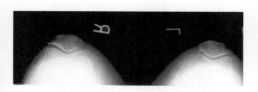

图 4.65　上下坐式切线位。

体位

- 髌骨和髁间沟分离。

- 髋股关节展开。

曝光

- 最佳密度(亮度)和对比度;无移动。
- 软组织清晰,骨小梁显示清晰、锐利。

前后位:下肢(儿科)

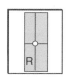

- IR 的大小和位置是由肢体大小决定的,通常竖放。
- 不用滤线栅。
- 应屏蔽感兴趣区以外的对辐射敏感的组织。

注意:如果足部是特定的兴趣区,则只需足部前后位和侧位摄影。

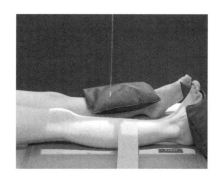

图 4.66　下肢前后位。

体位:患者仰卧,包全肢体

- 可能需要对骨盆或股骨近端进行第二次 IR 检查。
- 必要时应采用固定技术。
- 只在必要时需要家长的帮助;提供铅手套和铅围裙。

中心线:CR 垂直于并对准下肢中心(IR 中心)。

最小 SID:100cm。

准直:四边准直至兴趣区,包括软组织边缘。

kVp 范围:50~60

体型	cm	kVp	mA	时间	mAs	SID	曝光指数
小型							
中型							
大型							

侧位:下肢(儿科)

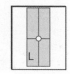

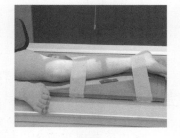

• IR 大小和位置由肢体大小决定,通常竖放。

• 不用滤线栅。

• 应屏蔽兴趣区以外的对辐射敏感的组织。

图 4.67 下肢侧位(见"注意")。

注意:如果足部是特定的兴趣区,则仅需足部前后位和侧位摄影。

体位

• 患者应半仰卧,包括整个肢体。

• 必要时应采用固定技术,将患肢外展至侧位(类似蛙腿),并用胶带或压迫带固定(髋关节创伤或髋关节疾病患者请勿尝试此位)。

• 为了进行骨骼检查或比较,可在同一 IR 上进行双侧检查。

• 如果需要家长的帮助,提供铅手套和铅围裙。

中心线:CR 垂直于并对准肢体中心(IR 中心)。

最小 SID:100cm。

准直:四边准直至兴趣区,包括软组织边缘。

kVp 范围:50~60

体型	cm	kVp	mA	时间	mAs	SID	曝光指数
小型							
中型							
大型							

前后位和内侧位:足(儿科)

先天性马蹄内翻足——Kite 位

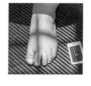

图 4.68　足前后位(Kite 位)。

图 4.69　足内侧位(Kite 位)。

- 18cm×24cm,竖放。
- 不用滤线栅。

注意:使用 Kite 位,当将足置于 IR 上时,不要试图使足伸直。保持或固定足前后位和侧位,在两个位置进行 90°摄影。通常双足成像利于比较。

体位

- 前后位:支撑并抬高患者,患者屈膝,足置于 IR 上。
- 侧位:患者患侧卧位;使用胶带或压迫带固定。

中心线

- 前后位:CR 垂直于 IR,经跗骨中部射入(Kite 建议垂直)。
- 侧位:CR 垂直于并对准距骨近端中部。

最小 SID:100cm。

准直:四边准直至兴趣区,包括软组织边缘。

kVp 范围:50~60

体型	cm	kVp	mA	时间	mAs	SID	曝光指数
小型							
中型							
大型							

(尹雪梅 王骏 缪建良 冷媛媛 刘小艳 译)

第 5 章　股骨和下肢带骨

目　录

■ 前后侧位:髋关节和骨盆

辐射防护

　　由于辐射敏感组织（股骨近端、性腺、骨盆不受累性）对初级 X 线束非常敏感，因此精准的性腺屏蔽对骨盆和髋部检查尤为关键。然而，屏蔽不能干扰 X 线摄影检查的临床目的。

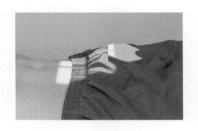

图 5.1　男性性腺屏蔽。

　　男性屏蔽：对所有男性的骨盆和髋部进行 X 线摄影时，都应采用性腺屏蔽。接触式屏蔽应置于睾丸上，屏蔽的上缘置于耻骨联合的下缘。性腺屏蔽不得掩盖其基本解剖结构。

　　女性屏蔽：对于前后位和髋关节蛙式侧位，在不遮挡基本解剖的前提下，应小心地将特殊形状的卵巢屏蔽置于卵巢部位，如

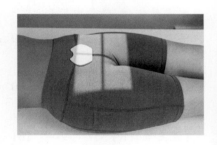

图 5.2　女性卵巢屏蔽（上界略高于髂前上棘，下界位于耻骨联合上方）。

图所示。该方法适用于所有女性。然而，在做某些盆腔检查时，卵巢屏蔽可能会遮挡基本解剖结构，应该调整屏蔽和 kVp 范围。

　　kVp 范围：较高的 kVp 范围（80~90）与较低 mAs 可用于成人髋部和骨盆的检查，以减少对患者的总辐射剂量。

　　进行所有操作都应注意兴趣区准直，包括髋部和骨盆，甚至性腺屏蔽（详见附录 A）。

股骨头和股骨颈定位方法

　　方法一：首先在 ASIS 和耻骨联合 2 个标志点之间画 1 条线，确定这条线的中点，从中点画出一条垂直线以定位股骨头或股骨颈。股骨头(H)位于该线向下 1.5 英寸(4cm)。股骨颈中部(N)位于该线向下 6~7cm，如图 5.3 所示。

　　方法二：第二种定位股骨颈(N)的方法，在耻骨联合的近端或上缘水平，ASIS 内侧 2.5~5cm，距 ASIS 远端 8~10cm。

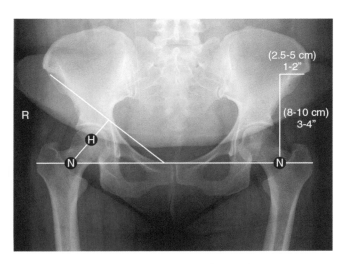

图 5.3　H 为股骨头，N 为股骨颈。

前后位：股骨

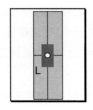

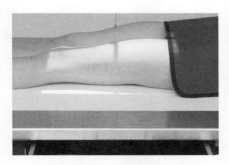

- 35cm×43cm，竖放。
- 采用滤线栅。
- 由于阳极足跟效应，

图 5.4 股骨中部及远端前后位。

将髋关节置于 X 线管阴极端。如果可能，采用补偿滤过器。

注意：对于成年创伤患者，应对髋关节或膝关节另外进行较小的 IR 检查，以显示膝关节和髋关节，排除骨折的可能。

体位

- 患者应仰卧，股骨中心在检查台或 IR 滤线栅的中线。
- 整个下肢内旋约 5°，为标准的股骨中段和股骨远端的前后位。下肢内旋 15°，为股骨近端，包括髋部的标准的前后位。
- IR 下缘在膝关节下方约 5cm 处，以完全包括膝关节。
- 对辐射敏感组织进行屏蔽。

中心线：CR 垂直于股骨，经 IR 中心射入。

SID：100cm。

准直：四边准直至兴趣区，包括软组织边缘。

kVp 范围：75~85

体型	cm	kVp	mA	时间	mAs	SID	曝光指数
小型							
中型							
大型							

侧位:股骨

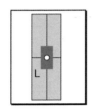

警告:如果疑似骨折,采用水平 X 线束进行摄影。

- 35cm×43cm,竖放。
- 采用滤线栅。
- 由于阳极足跟效应,将髋关节置于 X 线管的阴极端。如果可能,采用补偿滤过器。

注意:对于成人,如果两侧兴趣区关节有创伤,应立即对髋关节侧位或膝关节侧位另外进行较小的 IR 检查。

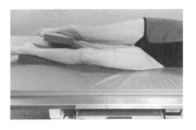

图 5.5 股骨中段及远端内侧位。

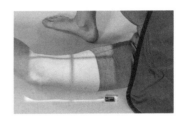

图 5.6 股骨中段及近端内侧位。

体位

- 患者应侧卧,将健侧下肢置于患侧后方,以防过度旋转。
- 在 IR 的末端完全包括膝关节或髋部。
- 患侧屈膝约 45°,并使股骨与检查台面中线一致。
- 尽可能屏蔽辐射敏感的组织。

中心线:CR 垂直于股骨及 IR 中部。

SID:100cm。

准直:四边准直至长而狭窄的兴趣区,包括软组织边缘。

kVp 范围：75~85

体型	cm	kVp	mA	时间	mAs	SID	曝光指数
小型							
中型							
大型							

前后位和侧位：股骨中段及远端评价标准

解剖显示

　　● 前后位及侧位：显示股骨远端 2/3，包括膝关节。

体位

　　● 前后位：无旋转，股骨和胫骨髁在大小和形状上对称显示。

　　● 侧位：标准侧位，股骨髁重叠显示。

曝光

　　前后位及侧位：

　　● 最佳密度（亮度）和对比度；无移动。

　　● 骨小梁显示清晰。

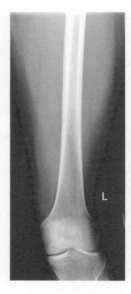

图 5.7　前后位。

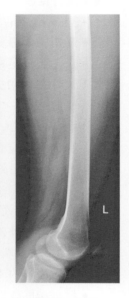

图 5.8　侧位。

水平外侧位:股骨中段和远端(创伤)

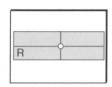

- 35cm×43cm,横放(与股骨长轴一致)。
- 采用便携式滤线栅。

注意:对于股骨近端损伤,进行髋关节轴侧位摄影(Danelius–Miller 位)。

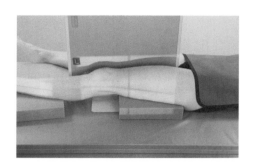

图 5.9　创伤水平摄影(股骨中远端)。

体位

- 对于仰卧位不能移动的有创伤患者,轻轻地抬起患肢,在膝关节和下肢下放置支撑物。
- 在两侧下肢之间垂直放置 IR,尽可能向上放置,并且包括膝关节远端。使用胶带将滤线栅 IR 固定到位。
- 对辐射敏感组织进行屏蔽。

中心线:CR 水平,垂直于股骨,至 IR 中点。

SID:100cm。

准直:四边准直至兴趣区,包括软组织边缘。

kVp 范围:75~85

体型	cm	kVp	mA	时间	mAs	SID	曝光指数
小型							
中型							
大型							

双侧前后位:股骨近端(双侧髋关节)

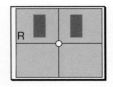

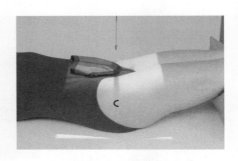

图 5.10   双侧髋关节前后位。

警告:如果疑似髋关节骨折或脱位,请勿尝试内旋双侧下肢。进行定位时尽可能减少患肢的移动。

- 35cm×43cm,横放。
- 采用滤线栅。

体位

- 患者应直立或仰卧,CR 应与 IR 中心一致,双侧下肢伸直并一致内旋 15°~20°。
- 确保骨盆无旋转(两侧 ASIS 到检查台面的距离相同)。膝关节下方提供支撑,让患者感到舒适。
- 双侧下肢、双足分开,然后内旋足和整个下肢的长轴 15°~20°。
- CR 对准 IR 中心。屏蔽辐射敏感组织。

中心线:CR 垂直于两侧股骨头连线的中点(耻骨联合上方约 2cm,ASIS 水平面下方 5cm)。

SID:100cm。

准直:四边准直至兴趣区,包括软组织边缘。

呼吸:曝光时屏气。

kVp 范围:80~90

体型	cm	kVp	mA	时间	mAs	SID	曝光指数
小型							
中型							
大型							

单侧前后位:股骨近端(髋关节)

　　警告:如果疑似骨折,请勿尝试旋转下肢。在进行单侧髋关节前后位摄影前,为确定髋关节或骨盆有无创伤,应进行骨盆前后位摄影,包括双侧髋关节以利比较。

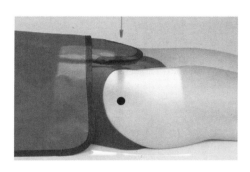

图 5.11　髋关节前后位——CR 对准股骨颈。

- 24cm×30cm,竖放。
- 采用滤线栅。

体位

- 患者应直立或仰卧,伸直下肢并内旋 15°~20°(无创伤)。
- CR 对准股骨颈中点;可在膝关节下放置支撑物,以使患者舒适。
- 确保骨盆无旋转(两侧 ASIS 到检查台面的距离相等)。
- 受检侧下肢内旋 15°~20°。
- CR 对准 IR 中心。屏蔽辐射敏感组织。

　　中心线:CR 垂直于 IR,定向至股骨颈中部远端 2.5~5cm(包括所有髋关节矫形器件)。

SID：100cm。

准直：四边准直至兴趣区，包括软组织边缘。

呼吸：曝光时屏气。

kVp 范围：80~85

体型	cm	kVp	mA	时间	mAs	SID	曝光指数
小型							
中型							
大型							

单侧前后位：股骨近端(髋关节)评价标准

解剖显示

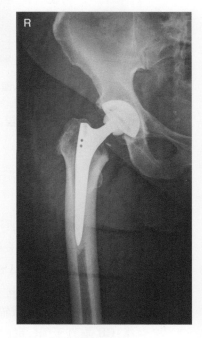

- 显示股骨近端 1/3 和下肢带骨相邻部分。

- 任何矫形器件都必须完整显示。

体位

- 显示大转子,股骨头及股骨颈轮廓。

- 小转子不可见或仅最小限度可见。

曝光

- 最佳密度(亮度)和对比度；无移动。

- 骨小梁显示清晰、锐利。

图 5.12　髋关节前后位。(Copyright Getty Images/DieterMeyrl.)

单侧蛙位:髋关节侧位(非创伤性)

改良 Cleaves 位

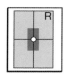

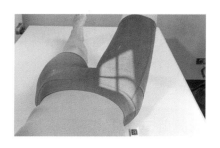

图 5.13　右侧髋关节蛙式侧位（用于股骨颈）。

　　警告:不应尝试对有破坏性髋关节疾病或潜在髋关节骨折或脱位的患者进行此摄影。这可能导致骨折碎片明显移位。

- 24cm×30cm,竖放。
- 采用滤线栅。

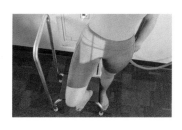

图 5.14　直立改良 Cleaves 位。

体位

- 患者应仰卧或直立。
- 为显示股骨颈,受检侧膝关节、髋关节屈曲,股骨外展与垂线成 45°。*

　　• 为显示股骨头、髋臼和股骨干近端,如果可能,使患者向患侧倾斜 35°~45°,并将下肢外展至检查台面或滤线器。CR 对准髋部和股骨颈中心。

　　• CR 对准 IR 中心。屏蔽辐射敏感组织。

中心线:CR 垂直于股骨颈中部(见"股骨头和股骨颈定位方法")。

SID:100cm。

准直:四边准直至兴趣区,包括软组织边缘。

呼吸:曝光时屏气。

* 股骨外展较少,仅与垂线成 20°~30° 时,股骨颈的缩短最少。

kVp 范围:80~85

体型	cm	kVp	mA	时间	mAs	SID	曝光指数
小型							
中型							
大型							

双侧蛙式前后位:髋关节(非创伤性)

改良 Cleaves 位

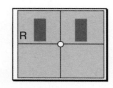

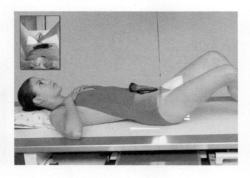

图 5.15   双侧蛙式位(用于比较)。

警告:不应尝试对有破坏性髋关节疾病或潜在髋关节骨折或脱位的患者进行此摄影。这可导致骨折碎片明显移位。

- 35cm×43cm,横放。
- 采用滤线栅。

体位

- 患者应仰卧,CR 对准 IR 中心;屈髋、屈膝,将两侧股骨外展,与垂线成 40°~45°*,如果可能,两侧足底表面贴在一起。
- 确保骨盆无旋转(两侧 ASIS 与检查床面等距)。
- 将 CR 对准 IR 中心,屏蔽辐射敏感组织。

中心线:CR 垂直于 IR,并经股骨头平面射入(低于 ASIS 水平 7~8cm)。

SID:100cm。

准直:四边准直至兴趣区,包括软组织边缘。

呼吸:曝光时屏气。

*股骨外展较少,仅与垂线成 20°~30°时,股骨颈缩短最少。

kVp 范围:80~90

体型	cm	kVp	mA	时间	mAs	SID	曝光指数
小型							
中型							
大型							

双侧蛙式前后位:髋关节(非创伤性)评价标准

解剖显示

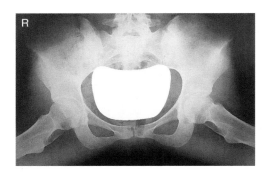

图 5.16 双侧蛙式前后位。

• 显示股骨头和股骨颈、髋臼及转子解剖结构。

体位

• 骨盆对称、无明显旋转。

• 小转子大小相等。

• 股骨颈最小失真。

• 大转子重叠在股骨颈上。

曝光

• 最佳密度(亮度)和对比度;无移动。

• 骨小梁显示清晰、锐利。

下上轴侧位摄影：髋关节侧位（创伤）

Danelius–Miller 位

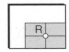

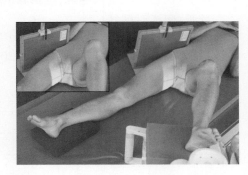

图 5.17 髋关节创伤的轴侧位（支撑物置于足下方）。

警告：初次创伤检查时，请勿尝试下肢内旋。

- 24cm×30cm，横放（股骨长轴为纵向）。
- 采用便携式滤线栅。
- 如果可能，采用补偿滤过器。

体位

- 患者应仰卧，骨盆无旋转。
- 屈曲并抬高健侧的膝关节和髋关节，提供支撑。
- 如果可以排除髋关节骨折，将患侧下肢内旋 15°。
- 将 IR 置于髂嵴上方的凹陷处，并进行调整，使 IR 平行于股骨颈，并垂直于 CR。如果可能，采用 IR 把手控制，或采用沙袋将 IR/滤线栅固定到位。

中心线：CR 水平摄影，垂直于股骨颈和 IR。

SID：100cm。

准直：四边准直至兴趣区，包括软组织边缘。

呼吸：曝光时屏气。

kVp 范围:80~95

体型	cm	kVp	mA	时间	mAs	SID	曝光指数
小型							
中型							
大型							

下上轴侧位摄影:髋关节侧位(创伤)评价标准

Danelius–Miller 位

解剖显示

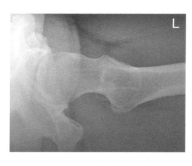

图 5.18 髋关节轴侧位。

- 显示整个股骨头和股骨颈、大转子和髋臼。
- 应用的矫形器件显示完整。

体位

- 显示股骨头、股骨颈和髋臼,对侧髋关节无重叠。
- 图像上无滤线栅线。
- 股骨颈失真最少。

曝光

- 最佳密度(亮度)和对比度;无移动。
- 骨小梁显示清晰、锐利。

前后位:骨盆

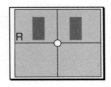

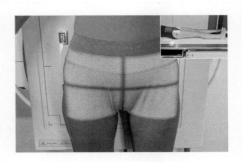

图 5.19   骨盆前后位(骨盆以 IR 为中心)。

包括股骨近端、下肢带骨、骶骨和尾骨。

警告:如果疑似髋关节骨折或脱位,请勿尝试双侧下肢内旋。进行定位时尽可能减少患肢的移动。

- 35cm×43cm,横放。
- 采用滤线栅。

体位

- 患者应仰卧,骨盆居中,双侧下肢伸直。
- 双足、双膝和双侧下肢应内旋 15°~20°(必要时用胶带固定)。膝关节下放支撑物,以使患者舒适。
- 确保骨盆无旋转(两侧 ASIS 与检查台面的距离相等)。
- CR 对准 IR 中心(包括整个骨盆)。屏蔽放射敏感组织(如果不影响检查)。

中心线:CR 垂直于 ASIS 和耻骨联合连线的中点(离 ASIS 水平远端 5cm)。

SID:100cm。

准直:四边准直至兴趣区,包括软组织边缘。

呼吸:曝光时屏气。

kVp 范围:80~90

体型	cm	kVp	mA	时间	mAs	SID	曝光指数
小型							
中型							
大型							

前后位:骨盆评价标准

解剖显示

• 显示下肢带骨、L5、骶骨、尾骨和股骨近端。

• 应用的矫形器件完整显示。

体位

• 小转子通常不可见(非创伤性)。

• 髂骨和闭孔对称,无明显旋转。

曝光

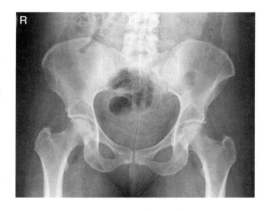

图 5.20　骨盆前后位。

• 最佳密度(亮度)和对比度,显示 L5、骶骨,以及股骨头和髋臼的边缘;无移动。

• 软组织清晰,骨小梁显示清晰、锐利。

前后轴位(入口位和出口位):骨盆

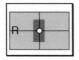

- 35cm×43cm,横放。
- 采用滤线栅。

体位

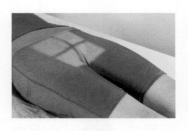

图 5.21　骨盆前后轴位。

- 患者应仰卧,CR 与正中矢状面及检查台面或 IR 中线一致。

- 骨盆无旋转(两侧 ASIS 与检查床台面等距)。

- CR 对准 IR 中心摄影。

- 性腺屏蔽不遮盖基本解剖结构。

中心线

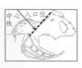

图 5.22　入口位为 CR 向足侧倾斜 40°。

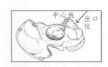

图 5.23　出口位,男性 CR 向头侧倾斜 20°~35°,女性 CR 向头侧倾斜 30°~45°。

- 入口位:CR 向足侧倾斜 40°,经两侧髂前上棘水平射入(男性和女性)。

- 出口位(Taylor 位):对于男性,CR 向头侧倾斜 20°~35°;对于女性,CR 向头侧倾斜 30°~45°。经耻骨联合或大转子下方 2.5~5cm 处射入。

SID:100cm。

kVp 范围:80~90

体型	cm	kVp	mA	时间	mAs	SID	曝光指数
小型							
中型							
大型							

准直:四边准直至兴趣区,包括软组织边缘。

呼吸:曝光时屏气。

前后轴位(入口位和出口位):骨盆评价标准

解剖显示

- 入口位:显示骨盆环或整个入口。
- 出口位:显示耻骨上/下支和坐骨支。

体位

- 入口位:显示坐骨棘,且大小相等;显示骨盆环;无移动。
- 出口位:闭孔大小相等;显示前/下骨盆各部分;无移动。

曝光

- 最佳密度(亮度)和对比度;无移动。
- 显示耻骨体和耻骨上支。
- 骨盆环前后部分重叠。

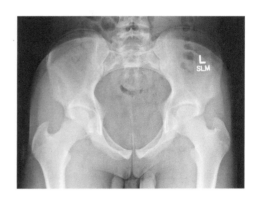

图 5.24　前后轴位入口位。

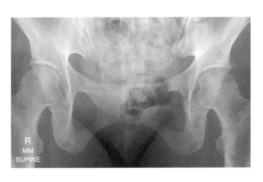

图 5.25　前后轴位出口位。(Image courtesy Joss Wertz, DO.)

- 骨边缘清晰,骨小梁显示锐利。

后斜位:髋臼和骨盆环

Judet 位

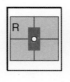
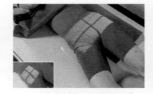
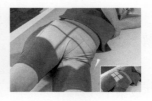

图 5.26   髋臼下部。   图 5.27   髋臼上部。

注意:通常对两侧进行成像比较,也可以都是上部或都是下部。

骨盆环:由于对冲伤可能导致骨盆环骨折,必须包括整个骨盆。在这种情况下,应调整中心,以包括两侧髋关节。

- 24cm×30cm,竖放,或 35cm×43cm,横放(如果两侧髋关节必须在一次摄影中可见)。
- 采用滤线栅。

体位

- 患者应以 45°后斜位半仰卧或直立,以髋关节上部或下部为中心(取决于兴趣区解剖结构)。
- 将 45°支架置于抬高侧下方,如图 5.26、图 5.27 所示放置手臂和下肢,并保持此位置。

中心线

- 下部:CR 垂直于 ASIS 远端 5cm 和内下 5cm。
- 上部:CR 垂直于 ASIS 远端上方 5cm。

SID:100cm。

准直:四边准直至兴趣区,包括软组织边缘。

呼吸:曝光时屏气。

kVp 范围 :80~90

体型	cm	kVp	mA	时间	mAs	SID	曝光指数
小型							
中型							
大型							

后斜位 :髋臼评价标准

Judet 位

解剖显示

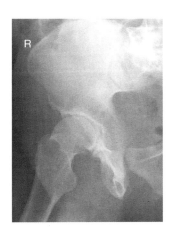

- 下部 :显示髋臼前缘、髂坐骨后柱和髂骨翼。
- 上部 :显示髋臼后缘、髂耻骨前柱和闭孔。
- 对于骨盆环检查 , 必须在两个倾斜位置显示整个骨盆。

体位

- 下部 :髂骨翼拉长 ,闭孔闭合。
- 上部 :髂骨翼缩短 ,闭孔展开。

图 5.28 右后斜位——显示下部。

曝光

- 最佳密度(亮度)和对比度 ;无移动。
- 骨边缘清晰 ,骨小梁显示锐利。

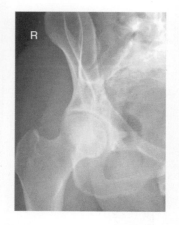

图 5.29　左后斜位——显示上部。

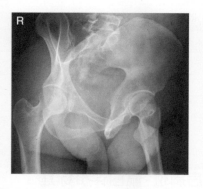

图 5.30　左后斜位——显示骨盆环。(Case courtesy of Dr Luke Danaher, Radiopaedia.org, rID:39777.)

Judet 位

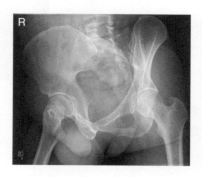

图 5.31　右后斜位——显示骨盆环。(Case courtesy of Dr Luke Danaher, Radiopaedia.org, rID:39777.)

后前轴斜位 : 髋臼

Teufel 位

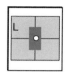

通常两侧成像比较。

- 24cm×30cm,竖放。
- 采用滤线栅。

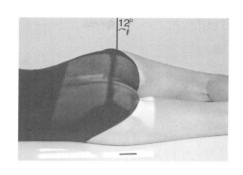

图 5.32 后前轴斜位。

体位

- 患者应半俯卧,患侧在下。
- 将患者身体向前斜旋转 35°~40°。

中心线

- CR 向头侧倾斜 12°。
- 当兴趣区的解剖结构在下方时,CR 直接垂直于大转子水平上方 2.5cm、正中矢状面外侧约 5cm 处。

SID:100cm。

准直:四边准直至兴趣区,包括软组织边缘。

kVp 范围:75~85

体型	cm	kVp	mA	时间	mAs	SID	曝光指数
小型							
中型							
大型							

后前轴斜位:髋臼评价标准

Teufel 位
解剖显示

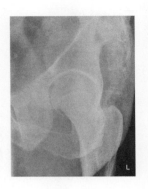

- 以髋臼下方为中心,显示髋臼后上壁。

体位

- 显示股骨头凹与股骨头轮廓。
- 闭孔展开。

曝光

图 5.33 后前轴斜位。

- 最佳密度(亮度)和对比度;无移动。
- 骨边缘清晰,骨小梁显示清晰、锐利。

前后侧位:髋关节和骨盆(儿科)

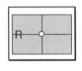

　　警告:在前后位骨盆摄影排除骨折和可能的髋关节病变前,不应尝试对创伤患者采用蛙式髋关节位,除非医生在查看前后位骨盆 X 线照片后有此指示。
- IR 大小取决于进行 X 线摄影的身体部位;IR 横放。
- 肢体厚度>10cm,采用滤线栅。

体位(前后侧位)

　　• 患者应仰卧,CR 对准骨盆及 IR 中心;采用性腺屏蔽(对女性采用合适尺寸的卵巢屏蔽,确保其不覆盖髋部)。
　　• 必要时应采用固定技术,以确保骨盆不旋转。
　　前后位:患者仰卧,伸直下肢,内旋 15°。

蛙式侧位:患者应仰卧;屈膝、屈髋并外展,将足底靠在一起。必要时,将足底绑在一起。

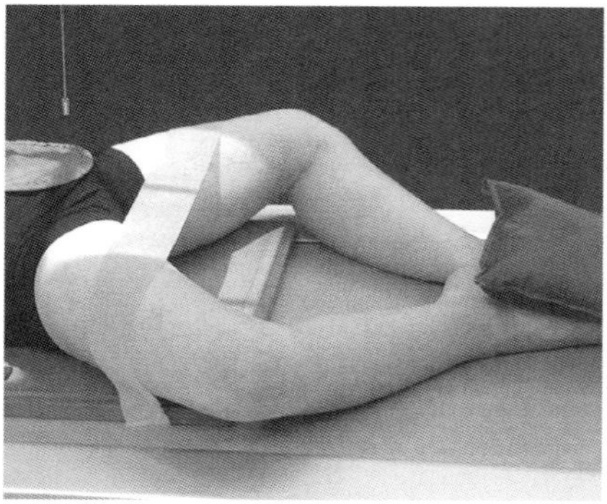

中心线:CR 垂直并经臀部中心射入。

最小 SID:100cm。

准直:四边准直至兴趣区,包括软组织边缘。

呼吸

图 5.34 髋关节蛙式侧位。

● 对于婴幼儿,观察其呼吸模式。当腹部静止时,进行曝光。

● 如果患儿哭泣,观察其腹部是否完全伸展。

kVp 范围:50~60

体型	cm	kVp	mA	时间	mAs	SID	曝光指数
小型							
中型							
大型							

(姜媛 王骏 缪建良 冷媛媛 刘小艳 译)

第 6 章 脊柱

目 录

椎间孔和关节突关节

侧位和斜位摄影最适合显示脊柱特定的孔和关节：

	关节突关节	椎间孔
颈椎	侧位	前斜 45°(一侧紧贴 IR)
胸椎	前斜 70°(一侧紧贴 IR)	侧位
腰椎	后斜 45°(一侧紧贴 IR)	侧位

解剖标志

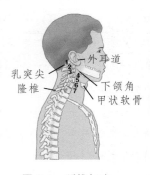

图 6.1　颈椎标志。

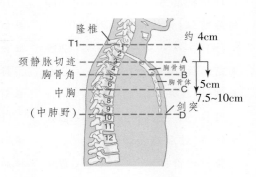

图 6.2　胸骨和胸椎标志。

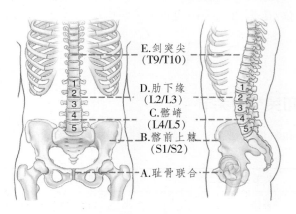

图 6.3　下脊柱标志。

C1/C2 前后"张口"位:颈椎

寰枢椎

　　警告:对于创伤患者,在医生评估颈椎水平侧位图像或 CT 扫描之前,不要取下颈环,也不要移动头部或颈部。

- 18cm×24cm,竖放。

- 采用滤线栅。

- 由于照射野较小,不建议采用自动曝光控制(AEC)。

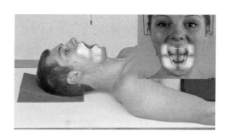

图 6.4　C1/C2 前后张口位。

体位

- 患者应仰卧或直立,CR对准中线中心射入。

- 患者张口,调整头部,使从上齿门下缘到颅底(乳突尖)的平面与检查台面或 IR 垂直,或与 CR 成相应角度。

- CR 经 IR 中心射入。

- 作为曝光前的最后一步,让患者张口,头部不移动(最后检查头部对齐情况)。

中心线:CR 垂直于 IR 并经张口中心射入(C1/C2)。

SID:100cm。

准直:四边准直至 C1/C2 区域。

呼吸:曝光时屏气。

kVp 范围:70~85

体型	cm	kVp	mA	时间	mAs	SID	曝光指数
小型							
中型							
大型							

齿突前后位(后前位):颈椎

前后位(Fuchs 位)和后前位(Judd 位)

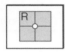

警告:对于创伤患者,在医生评估颈椎水平侧位图像或 CT 扫描之前,不要取下颈环,也不要移动头部或颈部。在进行这些摄影之前,必须排除颈椎骨折或半脱位。

- 18cm×24cm,横放。
- 采用滤线栅。
- 不推荐 AEC。

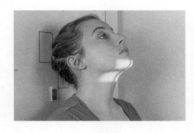

图 6.5　前后 Fuchs 位用于显示齿突(枕骨大孔内)。

体位

- 患者应仰卧或直立,正中矢状面与中线一致,无旋转。
- 抬高下颌,直到听颏线(MML)

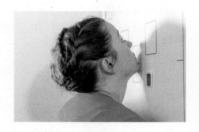

图 6.6　后前 Judd 位。

接近垂直于 IR(如果下颌不能充分抬起,可能需要调整 CR 角度)。

注意:也可采用后前位(Judd 位),下颌紧贴台面,采用相同的 CR 角度。

- CR 经 IR 中心射入。

中心线:CR 平行于 MML;经乳突尖至下颌角后下方 2.5cm 射入。

SID:100cm。

准直:四边准直至 C1/C2 区域。

呼吸:曝光时屏气。

kVp 范围:70~85

体型	cm	kVp	mA	时间	mAs	SID	曝光指数
小型							
中型							
大型							

前后"张口"位和前后位(后前位)齿突评价标准

解剖显示

• 张口位:显示齿突和 C2 椎体,C1 侧块和横突,以及寰枢关节。

• 前后位 Fuchs 位:枕骨大孔内显示齿突。

体位

• 张口位:上齿门和颅底重叠;枕骨大孔内显示整个齿突。

• 前后 Fuchs 位:下颌尖不与齿突重叠;下颌骨对称显示。

曝光

• 最佳密度(亮度)和对比度;无移动。

• 软组织边缘、骨边缘和骨小梁;齿突显示锐利。

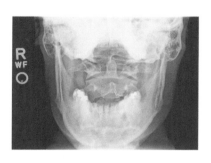

图 6.7　前后张口位—齿突。

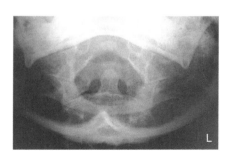

图 6.8　前后位(前后 Fuchs 位—齿突)。

前后轴位:颈椎

• 18cm×24cm 或 24cm×30cm,竖放。

• 采用滤线栅。

体位

• 患者应仰卧或直立;CR 对准正中矢状面中心(并与 IR 中线一致)。

• 患者根据需要稍抬下颌,使 CR 的角度与下颌骨颏部重叠在颅底上方(以防下颌骨重叠在 C1/C2 上)。

• CR 投射在 IR 中心。

中心线:CR 向头侧倾斜 15°~20°,经 C4 射入(甲状软骨下缘)。

SID:100cm。

准直:四边准直至兴趣区,包括软组织边缘。

呼吸:曝光时屏气。

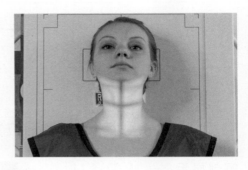

图 6.9　直立前后位(CR 向头侧倾斜 20°)。

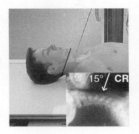

图 6.10　仰卧前后位(CR 向头侧倾斜 15°)。

kVp 范围:70~85

体型	cm	kVp	mA	时间	mAs	SID	曝光指数
小型							
中型							
大型							

斜位:颈椎

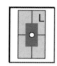

　　警告:对于创伤患者,在医生评估颈椎水平侧位图像或 CT 扫描之前,不应取下颈环,也不应移动头

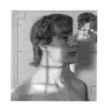

图 6.11　左后斜位; CR 向头侧倾斜 15°。

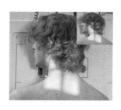

图 6.12　右前斜位; CR 向足侧倾斜 15°。

部或颈部。右斜和左斜成像以进行比较(同时比较后斜和前斜);前斜导致甲状腺剂量减少。

　　颅骨从前后位或后前位各旋转 45°和 90°。虽然 45°可能是显示椎间孔无变形的理想角度,但下颌骨可能会遮挡 C1 和 C2。遵循相关科室关于首选颅骨旋转角度的规定:

- 24cm×30cm,竖放。
- 采用滤线栅(颈椎厚度<10cm 时,不用滤线栅)。

体位

- 患者应上身挺直(首选),坐位或站立;身体旋转 45°,颅骨旋转 45°(或 90°)斜位,CR 与颈椎序列一致(与 IR 中线一致)。
- 让患者稍抬下颌,直视前方(将头部稍转向 IR,以防下颌支与 C1 重叠)。
- CR 经 IR 中心射入。

中心线(后斜位):CR 向头侧倾斜 15°~20°,经 C4 中心射入;前斜位需向足侧倾斜 15°~20°。

SID:100~180cm;建议使用较长的 SID。

准直:四边准直至兴趣区,包括软组织边缘。

呼吸:曝光时屏气。

kVp 范围：70~85

体型	cm	kVp	mA	时间	mAs	SID	曝光指数
小型							
中型							
大型							

前后轴位和斜位：颈椎评价标准

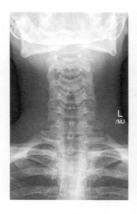

图 6.13 前后轴位。

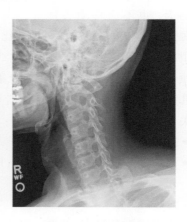

图 6.14 后前斜位。

解剖显示

- 前后轴位：显示 C3~T2 椎体和椎间关节。
- 斜位：椎间孔展开、椎弓根。
- 左后斜/右后斜摄影：显示椎间孔和椎弓根上部（离 IR 最远）。
- 左前斜/右前斜摄影：显示椎间孔和椎弓根下方（最接近 IR）。

体位

- 前后轴位：展示椎间关节，棘突与中线等距。

- 斜位：45°(前后位或后前位)。展示椎间孔,椎弓根轮廓。

曝光

- 最佳密度(亮度)和对比度;无移动。
- 软组织、骨边缘清晰,骨小梁显示锐利。

侧位(直立):颈椎

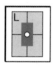

对于创伤患者,见"创伤系列:
颈椎"。

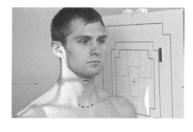

图 6.15　直立侧位,SID 180cm。

- 24cm×30cm,竖放。
- 采用滤线栅(颈椎厚度<
10cm 时不用滤线栅)。

体位

- 患者应侧位,上身挺直(坐位或站立),CR 与颈椎序列一致,并经中心射入(与 IR 中线一致)。
- IR 顶部位置在外耳道(EAM)平面上方 2.5~5cm。
- 双肩下沉(每只手可拎一重物,以显示 C7)。
- 患者稍抬高下颌(使下颌角离开颈椎)。

注意:如果 C7 仍不可见,可采用下节的游泳者侧位。

中心线:CR 垂直于 IR,经 C4 水平射入(甲状软骨上部)。

SID:150~180cm(较长的 SID 可更好地显示 C7,因为发散射线较少)。

准直:四边准直至兴趣区,包括软组织边缘。

呼吸:充分呼气时曝光。

kVp 范围:70~85

体型	cm	kVp	mA	时间	mAs	SID	曝光指数
小型							
中型							
大型							

颈胸椎(游泳者)侧位:颈椎

C5~T3 部位

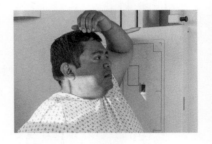

- 24cm×30cm,竖放。
- 采用滤线栅。

图 6.16　颈胸椎(游泳者)侧位。

体位

- 患者应上身挺直(首选),坐位或站立;CR 与颈椎序列一致(与 IR 中线一致)。
- 患者的手臂和肩膀紧贴 IR 上方,屈肘,将前臂置于头部支撑。
- 将手臂和肩部远离 IR 下方,稍后转,将肱骨头置于椎体后方。
- 确保胸部和头部无旋转。

中心线:CR 垂直并经 T1 射入 (颈静脉切迹水平上方约 2.5cm);可向足侧倾斜 3°~5°,以分离患者灵活性有限的双肩。

SID:150~180cm。

准直:四边准直至兴趣区,包括软组织边缘。

呼吸:充分呼气时曝光或直立(呼吸)技术。

kVp 范围:75~95

体型	cm	kVp	mA	时间	mAs	SID	曝光指数
小型							
中型							
大型							

侧位(直立)和颈胸椎(游泳者)侧位:颈椎评价标准

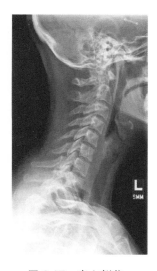

图 6.17 直立侧位。

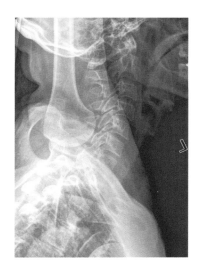

图 6.18 颈胸椎(游泳者)侧位。

解剖显示

- 侧位:显示 C1~C7(最小)椎间关节间隙和椎体。
- 颈胸椎:显示 C5~T3(最小)的椎体和椎间隙。

体位

- 侧位:关节突关节几乎重叠;下颌骨与颈椎无重叠。

● 颈胸椎：肱骨头与颈椎分离；侧位显示椎体。

曝光

- 下颈椎和上胸椎的最佳密度（亮度）和对比度；无移动。
- 可见软组织边缘和骨骼解剖结构。

侧位(过屈位和过伸位)：颈椎

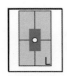

警告：功能检查。在医生对颈椎水平侧位图像或 CT 扫描进行评估之前，切勿尝试让创伤患者采用这些姿势。

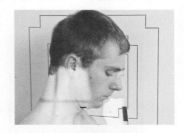

图 6.19　过屈位。

- 24cm×30cm，竖放。
- 采用滤线栅（颈椎厚度<10cm时不用滤线栅）。

体位

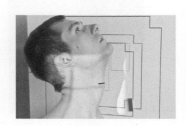

图 6.20　过伸位。

- 患者应上身挺直（首选）（坐位或站立），处于标准的侧位，骨盆、肩和头部无旋转。CR 与颈椎序列一致（与 IR 中线一致）。
- 尽可能放松并下沉肩部（双手负重）。

第一个 IR：过屈位。如有可能，压低下颌紧贴胸部。

第二个 IR：过伸位。舒适的前提下尽可能抬高下颌（2 个位置都包括整个颈椎）。

中心线：CR 垂直于颈椎，并经 C4 射入（甲状软骨上缘水平）。

SID：150~180cm。

准直：四边准直至兴趣区，包括软组织边缘。

呼吸：充分呼气时曝光。

kVp 范围：70~85

体型	cm	kVp	mA	时间	mAs	SID	曝光指数
小型							
中型							
大型							

侧位(过屈位和过伸位)：颈椎评价标准

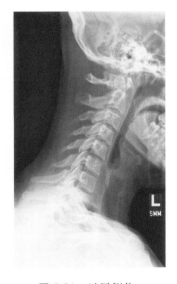 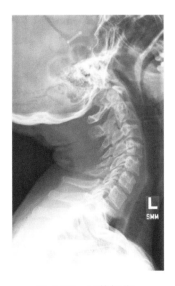

图 6.21　过屈侧位。　　图 6.22　过伸侧位。

解剖显示

- C1~C7：显示活动范围和韧带稳定性。

体位

- 头部无旋转。
- 过屈位:棘突分离良好。
- 过伸位:棘突贴紧。

曝光

- 最佳密度(亮度)和对比度;无移动。
- 可见软组织边缘,骨小梁显示锐利。

创伤系列:颈椎

　　警告:对于创伤患者,在医生对颈椎水平侧位图像或 CT 扫描进行评估之前,不应取下颈托,也不应移动头部或颈部。急诊科在进行任何 X 线摄影检查之前,通常会要求 CT 排除骨折、半脱位或其他颈椎不稳的症状。

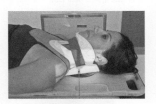

图 6.23　水平侧位。

水平侧位

- 24cm×30cm,横放。
- 采用滤线栅(颈椎厚度<10cm 时不用滤线栅)。
- SID:150~180cm。
- CR 垂直并经 C4 射入 (甲状软骨处)(IR 顶部位于 EAM 上方 3~5cm)。

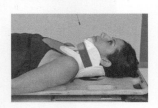

图 6.24　前后轴位。

前后位

- 肩部下沉。
- 24cm×30cm,竖放。

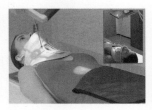

图 6.25　斜位(右斜位和左斜位)。

- 采用滤线栅。
- SID：100~120cm。
- CR 向头侧倾斜 15°~20°，经 C4 射入。
- 充分呼气时曝光。

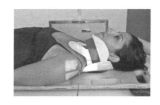

图 6.26 颈胸椎侧位。

前后轴斜位

- 24cm×30cm,竖放。
- 采用滤线栅。
- SID：100~120cm。
- CR 向内侧倾斜 45°(如果不用滤线栅,向头侧倾斜 15°)。
- CR 经 C4 水平射入中心。

颈胸椎侧位

(如果需要显示 C7,可选择此摄影)。

- 24cm×30cm,横放。
- 采用滤线栅。
- 将肩和手臂抬高贴紧 IR,对侧肩部下沉。
- SID：100~120cm。
- CR 经 T1 射入 IR(颈静脉切迹水平上方约 2.5cm)。

前后位：胸椎

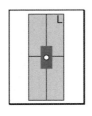

- 35cm×43cm,竖放。
- 采用滤线栅。
- 由于阳极足跟效应,需要将胸腰椎下段置于 X 线管的阴极端。
- 补偿滤过器有助于获得均匀的亮度、密度(滤过器较厚的部分朝向上方椎骨)。

体位

· 患者仰卧,正中矢状面与检查台面中线或 IR 中线一致;屈髋、屈膝,以减少前凸曲度。

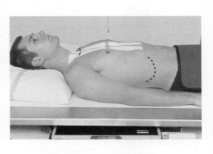

图 6.27　胸椎前后位。

· 确保 IR 顶部置于肩部上方至少 3cm。

· 确保胸部或骨盆无旋转;屏蔽辐射敏感组织。

中心线:CR 垂直于并经 IR 中心射入[T7 水平(如胸部前后位),颈静脉切迹下 8~10cm]。

SID:100cm。

准直:四边准直至兴趣区,包括软组织边缘。

呼吸:为使密度更均匀,应呼气时曝光。

kVp 范围:75~90

体型	cm	kVp	mA	时间	mAs	SID	曝光指数
小型							
中型							
大型							

侧位:胸椎

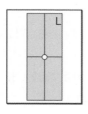

· 35cm×43cm,竖放。

· 采用滤线栅。

· 将铅垫置于患者后面的检查床上,以减少对 IR 的散射。

· 如果采用直立呼吸技术,请勿使用 AEC。

体位

● 患者应侧卧, 头下放置支撑物, 侧位屈膝, 手臂抬起, 屈肘。屏蔽辐射敏感组织。

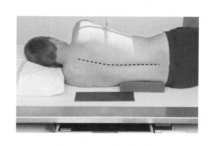

图 6.28　胸椎侧位。

● 腋中线平面与检查台面中线或 IR 的中线一致。

● 确保 IR 顶部置于肩上方至少 3cm; 无旋转。

● 根据需要, 支撑物应置于下背部下方, 以使脊柱伸直并与检查台面平行。

中心线 : CR 垂直并经 T7 射入 IR 中心 (颈静脉切迹下方 8~10cm 或隆椎下方 18~20cm)。如果腰部没有支撑物, 对于宽肩患者可将 CR 向头侧倾斜 10°~15°。

SID : 100cm。

准直 : 四边准直至兴趣区, 包括软组织边缘。

呼吸 : 直立 (呼吸) 技术建议 2~3 秒; 或者充分吸气时曝光。

kVp 范围 : 80~95

体型	cm	kVp	mA	时间	mAs	SID	曝光指数
小型							
中型							
大型							

前后位和侧位:胸椎评价标准

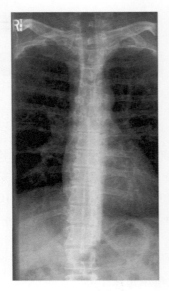

图 6.29   胸椎前后位。

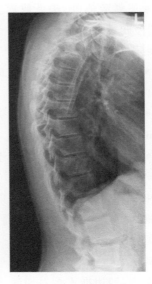

图 6.30   胸椎侧位(停止呼吸)。

解剖显示

- 前后位和侧位:显示 12 个胸椎椎体,椎间关节间隙、棘突和横突。

体位

- 前后位:SC 关节与中线等距,无旋转。
- 侧位:椎间隙展开。

曝光

- 最佳密度(亮度)和对比度;在前后位摄影上无移动。侧位摄影可采用直立(呼吸)技术。
- 可见软组织边缘,骨小梁显示锐利。

斜位:胸椎

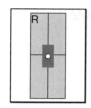

双侧斜位摄影常用于对比。也可以采用前斜位(乳腺剂量较低时)。

- 35cm×43cm,竖放。
- 采用滤线栅。

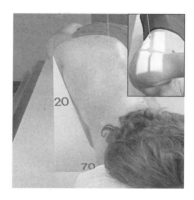

图 6.31　右后斜 70°(与侧位成 20°角)。

体位

- 患者应侧卧或直立,从标准的侧位后旋 20°,与检查床台面成 70°角。
- 将脊柱置于检查台面中线或 IR 中线;手臂上方远离 IR 下方,并将手臂置于头部前方紧贴 IR 上方的位置。
- 确保 IR 顶部置于肩上方至少 3cm。

中心线:CR 垂直于 IR 并经 T7 中心射入(颈静脉切迹下方 8~10cm 或胸骨角下方 5cm)。

SID:100cm。

准直:四边准直至兴趣区,包括软组织边缘。

呼吸:呼气时曝光。

kVp 范围:80~95

体型	cm	kVp	mA	时间	mAs	SID	曝光指数
小型							
中型							
大型							

前后位(后前位):腰椎

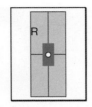

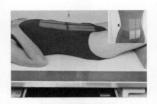

图 6.32 腰椎前后位(仰卧或直立)。

注意:可进行后前位摄影,使腰椎间隙更接近平行于发散射线。

- 35cm×43cm,竖放。
- 采用滤线栅。

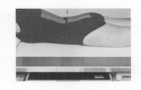

图 6.33 可选择后前位。

体位(前后位)

- 患者应仰卧或直立,正中矢状面与检查台面或滤线栅的中线一致。
- 卧位屈髋、屈膝(以减少前凸曲度)。
- 胸部或骨盆无旋转(两侧 ASIS 与检查台面应等距)。
- CR 对准 IR 中心射入。

中心线

- CR 垂直于 IR。
- 更大的准直:35cm×43cm。CR 对准髂嵴水平(L4~L5)。较大的 IR 包括腰椎、骶骨,可能还有尾骨。
- 更严格的准直:CR 经 L3 水平射入,可通过触诊肋缘下定位(髂嵴上方 4cm)。这种更严格的准直主要包括 5 个腰椎。

SID:100cm。

准直:四边准直至兴趣区,包括软组织边缘。

呼吸:呼气结束时曝光。

kVp 范围:75~90

体型	cm	kVp	mA	时间	mAs	SID	曝光指数
小型							
中型							
大型							

前后位(后前位):腰椎评价标准

解剖显示

• 显示腰椎椎体、椎间关节、棘突、横突、骶髂关节和骶骨。

• 更大的准直:约 T11 至骶骨远端。

• 更严格的准直:包括 T12~S1。

体位

• 横突、骶髂关节和骶骨对称显示,无旋转。

• 棘突位于中线。

• 椎间关节间隙展开。

曝光

• 最佳密度(亮度)和对比度;无移动。

• 软组织边缘清晰,骨小梁显示清晰、锐利。

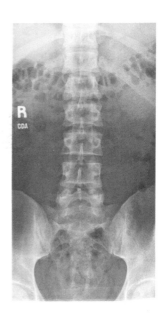

图 6.34　腰椎前后位。

斜位:腰椎

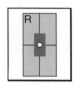

双斜位摄影用于对比（前斜位或后斜位）。

- 24cm×30cm,竖放。
- 采用滤线栅。

体位

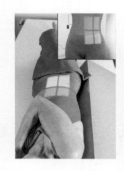

图 6.35　后斜卧位（左后斜 45°位）和直立(右后斜 45°位)。

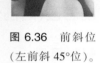

图 6.36　前斜位（左前斜 45°位）。

- 患者应卧位或直立,身体旋转 45°,右后斜、左后斜或右前斜、左前斜(在骨盆和肩部下方放置支撑物,以保持后斜位置)。
- CR 对准脊柱中心,并与检查台面中线或 IR 中线一致。

中心线:CR 垂直于肋下缘水平的 L3 椎体(髂嵴上方 2.5~5cm)及髂前上棘内上方 5cm。

SID:100cm。

准直:四边准直至兴趣区,包括软组织边缘。

呼吸:曝光时屏气。

注意:对于 L1/L2 关节突关节,最佳倾斜角度为 50°位,L5~S1 最佳倾斜角度为 30°。

kVp 范围:75~90

体型	cm	kVp	mA	时间	mAs	SID	曝光指数
小型							
中型							
大型							

斜位:腰椎评价标准

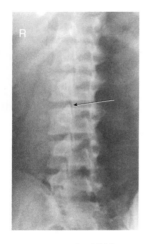

图 6.37 右后斜位。

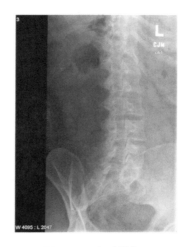

图 6.38 左后斜位。

解剖显示

- 左后斜/右后斜:L1~L4 下关节突关节。可见"苏格兰犬"征。
- 左前斜/右前斜:L1~L4 上关节突关节。可见"苏格兰犬"征。

体位

- 显示以椎体为中心的关节突关节和椎弓根("眼")

曝光

- 最佳密度(亮度)和对比度;无移动。
- 可见软组织边缘、椎体的骨质细节、关节间隙和"苏格兰犬"征(图 6.37 中箭头表示关节突关节)。

侧位:腰椎

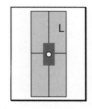

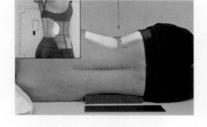

图 6.39　腰椎侧位(卧位和直立)。

- 35cm×43cm,竖放。
- 采用滤线栅。
- 由于阳极足跟效应,将腰椎置于 X 线管的阴极端。
- 铅屏蔽应在患者后方。

体位

- 患者应侧卧或直立,处于标准的侧位;屈髋、屈膝,腋中线平面与 IR 中线一致。
- 根据需要,在腰部下方放置支撑物,使整个脊柱与检查台面平行(见"注意")。在膝关节之间提供支撑,以保持侧卧。
- CR 与 IR 中心一致。

中心线

- CR 垂直于 IR。
- 更大的准直:以髂嵴水平(L4/L5)为中心。此摄影包括腰椎、骶骨,可能还有尾骨。
- 更严格的准直:在肋下缘水平(髂嵴上方 4cm)处以 L3 为中心。此摄影包括 5 个腰椎。

SID:100cm。

准直:四边准直至兴趣区,包括软组织边缘。

呼吸:呼气末曝光。

注意:对于骨盆较宽、胸部较窄的患者,CR 可能需要向足倾斜 3°~5°,腰部下方应提供支撑。如果患者有自然侧弯(脊柱侧弯),则令"凹"或凸侧在下。

kVp 范围:80~90

体型	cm	kVp	mA	时间	mAs	SID	曝光指数
小型							
中型							
大型							

L5~S1 侧位:腰椎

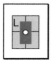

- 18cm×24cm,竖放。
- 采用滤线栅。
- 铅屏蔽位于患者的后方。

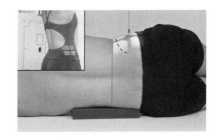

图 6.40 L5~S1 侧位(卧位和直立)。

体位

- 患者应直立或侧卧,处于标准的侧位;屈髋、屈膝,腋中线平面与检查台面中线或 IR 中线一致。
- 根据需要,在腰部下方放置支撑物,使整个脊柱与检查台面平行。在膝关节之间提供支撑物。

中心线

- 若整个脊柱与检查台面平行,则 CR 垂直于 IR;如果脊柱与检查台面不平行(常见于女性),则 CR 向足侧倾斜 5°~8°;CR 平行于髂骨间平面。
- CR 经髂嵴下方 4cm 射入,或经髂前上棘后方 5cm 射入。
- CR 经 IR 中心射入。

SID:100cm。

准直:四边准直至兴趣区,包括软组织边缘。

呼吸:曝光时屏气。

kVp 范围:85~95

体型	cm	kVp	mA	时间	mAs	SID	曝光指数
小型							
中型							
大型							

侧位和侧位 L5~S1:腰椎评价标准

解剖显示

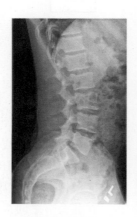

- 侧位:显示 L1~L4 椎体、椎间关节、椎间孔和棘突。
- L5~S1 侧位:L5~S1 椎体、椎间隙和椎间孔展开。

体位

- 侧位:脊柱平行于 IR;椎间隙和椎间孔展开;无旋转。
- L5~S1 侧位:椎间隙和椎间孔展开;无旋转。

图 6.41　腰椎侧位。

曝光

- 最佳密度(亮度)和对比度;无移动。
- 可见软组织边缘,以及椎体、关节间隙和棘突的骨质细节。

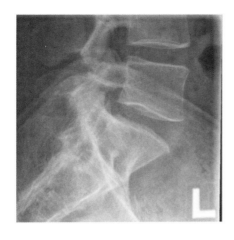

图 6.42 L5~S1 侧位。

后前位:脊柱侧弯系列

Ferguson 位

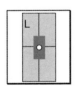

后前位可显著降低辐射敏感部位的剂量,推荐使用。脊柱侧弯系列可包括 2 个后前位摄影:1 个是标准直立后前位,另 1 个是抬高凸侧的足或髋部。

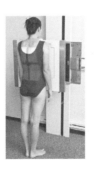

图 6.43 无垫块后前位。

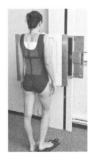

图 6.44 在凸侧足下加垫块后前位。

- 35cm×43cm,竖放,或 35cm×90cm,竖放。
- 采用滤线栅。
- 采用补偿过滤器,以沿脊柱获得更均匀的密度。

体位

图像一

● 患者应上身挺直,站立或坐位,脊柱与检查台面或 IR 中线一致,手臂置于两侧,骨盆或胸部无旋转。

● 站立时,体重均匀分布在双足上。

● IR 下缘置于髂嵴下方 2.5~5cm。

图像二:将高 8~10cm 的垫块置于凸侧足下(如果坐位,则置于臀部),以便患者在没有帮助的情况下可保持体位。

屏蔽:采用性腺和乳腺屏蔽。

中心线:CR 垂直于 IR 中心。

SID:100~150cm;建议使用更长的 SID。

准直:四边准直至兴趣区,包括软组织边缘。

呼吸:充分呼气末曝光。

kVp 范围:75~90

体型	cm	kVp	mA	时间	mAs	SID	曝光指数
小型							
中型							
大型							

前后位:腰椎

右曲和左曲

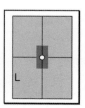

注意:可采用直立式后前位,以减少辐射敏感部位的剂量。

● 35cm×43cm,竖放,或 35cm×90cm,竖放。

● 采用滤线栅。

● 采用补偿过滤器，以获得更均匀的脊椎密度。

体位

● 患者应直立(首选)或仰卧，CR 对准正中矢状面中心及检查台面或 IR 中线。

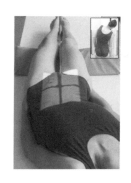

图 6.45　卧位或直立右曲前后位。

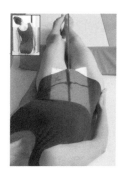

图 6.46　卧位或直立左曲前后位。

● 尽量侧屈(先右后左)，骨盆不要倾斜(骨盆保持稳定并充当支点)。

● 确保胸部或骨盆无旋转。

● IR 下缘置于髂嵴下方 2.5~5cm。

中心线:CR 垂直于 IR 中心(如果兴趣区是胸椎，则摄影中心点较高)。

SID:100~150cm。

准直:四边准直至兴趣区，包括软组织边缘。

呼吸:呼气末曝光。

kVp 范围:80~95

体型	cm	kVp	mA	时间	mAs	SID	曝光指数
小型							
中型							
大型							

侧位(过屈位和过伸位):腰椎

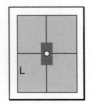

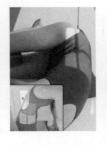

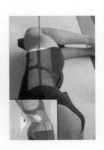

患者处于侧位时获得两幅图像(一幅为过屈位,一幅为过伸位):

图 6.47　侧卧或直立过屈位。

图 6.48　侧卧或直立过伸位。

- 35cm×43cm,竖放。
- 采用滤线栅。
- 铅屏蔽位于患者后方。

体位

- 患者应直立(首选)或侧卧,正中冠状面置于检查台面中线。
- 支撑腰部下方,使脊柱平行于检查台面。
- 首次尽可能前屈,第二次摄影尽可能后伸。保持标准的侧位。
- IR 下缘置于髂嵴下方 2.5~5cm。

中心线:CR 垂直于 IR 中心(或至已知的融合部位)。

SID:100cm。

准直:四边准直至兴趣区,包括软组织边缘。

呼吸:呼气末曝光。

kVp 范围:80~95

体型	cm	kVp	mA	时间	mAs	SID	曝光指数
小型							
中型							
大型							

侧位(过屈位和过伸位):腰椎评价标准

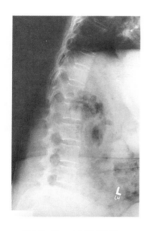

图 6.49　过屈侧位。

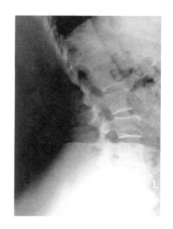

图 6.50　过伸侧位。

解剖显示

- 过屈位:胸椎和腰椎,包括髂嵴 3~5cm;腰椎过屈侧位显示。
- 过伸位:胸椎和腰椎,包括髂嵴 3~5cm;腰椎过伸侧位显示。

体位

- 过屈位:标准侧位,无旋转;棘突间隙展开。
- 过伸位:标准侧位,无旋转;棘突间隙闭合。

曝光

- 最佳密度(亮度)和对比度;无移动。
- 显示椎体、棘突和椎间隙的骨质细节。

前后轴位：骶骨

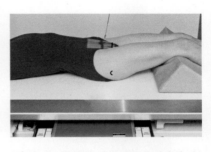

- 24cm×30cm，竖放。
- 采用滤线栅。

图 6.51　骶骨前后位，CR 向头侧倾斜 15°。

体位

- 患者仰卧，CR 对准正中矢状面中点及检查台面或 IR 中线。
- 骨盆无旋转（两侧 ASIS 到台面等距）。
- CR 经 IR 中心射入（屏蔽辐射敏感组织）。

中心线：CR 向头侧倾斜 15°，在耻骨联合上方 5cm 处射入。

SID：100cm。

准直：四边准直至兴趣区，包括软组织边缘。

呼吸：曝光时屏气。

kVp 范围：75~90

体型	cm	kVp	mA	时间	mAs	SID	曝光指数
小型							
中型							
大型							

前后轴位:尾骨

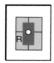

注意:如果患者尾骨无法在仰卧位时承受重量,可选用向头位倾斜 10°的后前位。此摄影也可直立进行。

检查前应排空膀胱。

* 18cm×24cm,竖放。
* 采用滤线栅。
* 谨慎使用 AEC。

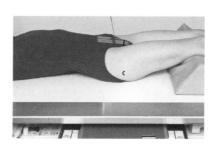

图 6.52　尾骨前后轴位。CR 向尾侧倾斜 10°。

体位

* 患者应仰卧,膝关节下放置支撑物,屏蔽辐射敏感组织,屏蔽男性性腺。
* 正中矢状面与检查台面或 IR 中线一致,无旋转。
* CR 经 IR 中心射入。

中心线:CR 向足侧倾斜 10°,经耻骨联合上方 5cm 射入。

SID:100cm。

准直:四边准直至兴趣区,包括软组织边缘。

呼吸:曝光时屏气。

kVp 范围:75~85

体型	cm	kVp	mA	时间	mAs	SID	曝光指数
小型							
中型							
大型							

前后轴位:骶骨和尾骨评价标准

解剖显示

- 骶骨前后位:骶骨图像无缩短。
- 尾骨前后位:尾骨图像无缩短。

体位

- 骶骨前后位:骶骨无重叠,可见骶孔。
- 尾骨前后位:尾骨无重叠,无旋转。

曝光

- 最佳密度(亮度)和对比度;无移动。
- 可见软组织,骨细节锐利。

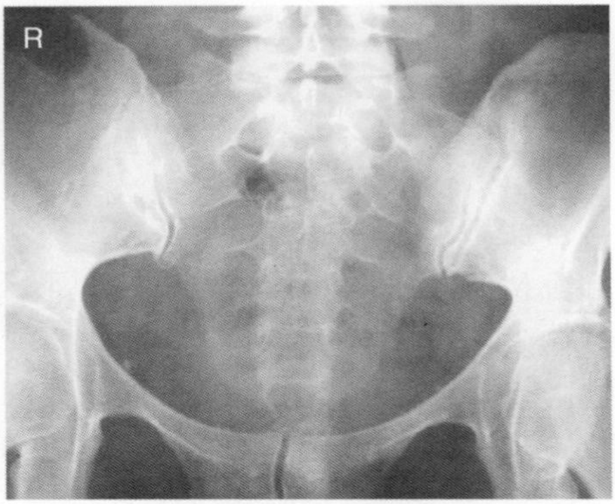

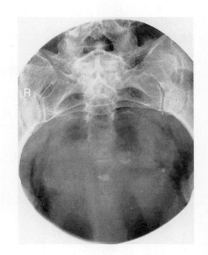

图 6.53 骶骨前后轴位。

图 6.54 尾骨前后轴位。

侧位：骶骨和尾骨

　　注意：如果同时检查骶骨和尾骨，则骶骨侧位和尾骨侧位摄影可一次完成（减少患者曝光）。摄影可直立进行。

- 24cm×30cm，竖放。
- 采用滤线栅。
- 铅屏蔽位于患者后方。
- 如果要包括尾骨，采用补偿（飞镖型）滤过器，以确保最佳密度。

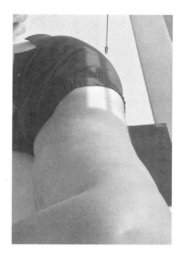

图 6.55　骶骨和尾骨侧位。

体位

- 患者侧卧，屈髋、屈膝，处于标准的侧位。
- CR 对准骶骨中心并经检查台面或 IR 中线射入（骶骨中心置于 IR 中心处）。

中心线（骶骨）：CR 垂直并经 ASIS 后上方 8~10cm 处射入。

SID：100cm。

准直：四边准直至兴趣区，包括软组织边缘。

呼吸：曝光时屏气。

kVp 范围：85~95

体型	cm	kVp	mA	时间	mAs	SID	曝光指数
小型							
中型							
大型							

侧位:骶骨和尾骨评价标准

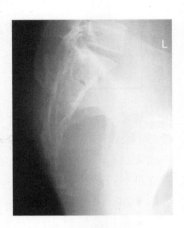

解剖显示

- 骶骨和尾骨侧位显示。
- L5~S1 椎间关节侧位显示。

体位

- 无明显旋转，坐骨大切迹、股骨头重叠。
- 包括整个骶骨和尾骨。

图 6.56　骶骨和尾骨侧位。

曝光

- 最佳密度(亮度)和对比度;无移动。
- 骨小梁显示清晰。

前后轴位:骶髂关节

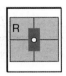

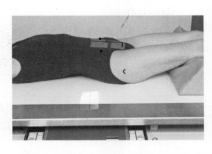

- 24cm×30cm,竖放。
- 采用滤线栅。

图 6.57　骶髂关节前后轴位(CR 向头侧倾斜 30°~35°)。

体位

- 患者应仰卧;正中矢状面与检查台面或 IR 的中线一致。
- 骨盆无旋转(两侧 ASIS 到台面等距)。
- CR 经 IR 中心射入。屏蔽辐射敏感组织,屏蔽男性性腺。

中心线:CR 向头侧倾斜 30°(男性)或 35°(女性),经 ASIS 水平面下方 5cm 射入。

SID:100cm。

准直:四边准直至兴趣区,包括软组织边缘。

呼吸:曝光时屏气。

kVp 范围:80~95

体型	cm	kVp	mA	时间	mAs	SID	曝光指数
小型							
中型							
大型							

后斜位:骶髂关节

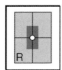

- 24cm×30cm,竖放。
- 采用滤线栅。
- 双侧检查对比。
- 可直立进行。

体位

- 患者应仰卧,并后斜 25°~30°,兴趣区抬高(采用支撑物维持此体位)。
- CR 与抬高的 SI 关节一致,并与检查台面或 IR 中线一致(ASIS

内上方 2.5cm)。

　　• CR 对准 IR 中心。

　　• 屏蔽辐射敏感组织及男性性腺。

　　中心线:CR 垂直并经 ASIS 内上
方 2.5cm 射入。

　　SID:100cm。

　　准直:四边准直至兴趣区,包括软
组织边缘。

　　呼吸:曝光时屏气。

　　注意:CR 向头侧倾斜 15°~20°,以
最佳显示关节远端。

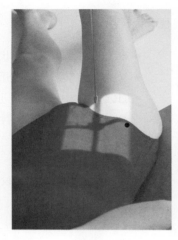

图 6.58　SI 关节(右)在上,左
后斜 25°~30°。

kVp 范围:80~95

体型	cm	kVp	mA	时间	mAs	SID	曝光指数
小型							
中型							
大型							

后斜位:骶髂关节评价标准

解剖显示

　　• SI 关节展开(远离 IR 侧)。

体位

　　• 左后斜位:右侧 SI 关节展开;髂骨翼与骶骨无重叠。

● 右后斜位：左侧 SI 关节展开；髂骨翼与骶骨无重叠。

曝光

● 最佳密度(亮度)和对比度；无移动。

● 骨边缘清晰,骨小梁显示清晰、锐利。

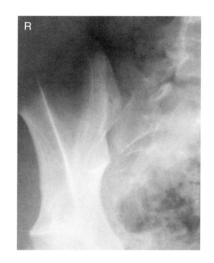

图 6.59　SI 关节(右)左后斜位摄影。

(姜媛　王骏　高晓龙　冷媛媛　刘小艳　王怀成　译)

第 **7** 章　胸廓

体位注意事项

胸骨

胸骨的常规检查一般包括侧位和斜位，而斜位检查时如果胸骨图像在脊柱左侧，就会与心影重叠。采用右前斜 15°~20°的效果最好。直立呼吸技术通常用于模糊肺纹理和胸骨上重叠的肋骨。必要时，也可在呼气末进行曝光。胸骨成像的最小摄影距离为 100cm。为使辐射剂量降至最低，患者皮肤应位于准直器表面下方至少 38cm 处。

肋骨

肋骨 X 线检查选择的特定摄影需根据患者的临床病史和科室协商确定。如果转诊医生未提供患者病史，那么影像技师必须采集完整的临床病史。

常规双位片

推荐的常规双位片是前后位或后前位，其兴趣区应紧贴近 IR（膈上或膈下），以及患侧肋骨腋段的斜位摄影。因此，对于左前肋损伤，采用的常规斜位是右前斜位，将脊柱从损伤处移开，增加左侧肋骨腋段的可见性。右后肋骨损伤的常规斜位是右后斜位，此时脊柱旋转离开损伤部位。需要注意的是，某些科室要求斜位摄影显示右、左两侧的胸廓。

常规三位片

某些科室要求拍摄常规三位片，包括膈上或膈下的前后位，以及所有肋骨损伤部位的右后斜位和左后斜位。

膈上和膈下

受伤部位相对于膈肌的位置对于所有常规检查都很重要。吸气时膈肌以上的损伤需要的曝光量较少（更接近胸部摄影），呼气时膈肌以下的损伤需要的曝光量更接近腹部摄影。

右前斜位:胸骨

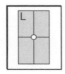

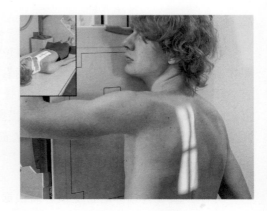

- 24cm×30cm,竖放。
- 采用滤线栅。
- 直立呼吸技术(3~4秒)*或屏气。
- 不推荐使用 AEC。

图 7.1　直立 15°~20°胸骨右前斜位(插图:创伤时的体位选择)。

体位

- 患者直立 (首选) 或半俯卧,身体旋转 15°~20°,右侧向下(右前斜)(胸部较薄的患者需要更大的倾斜角度。)
- 胸骨居中,CR 对准摄影台面或 IR 的中线。

中心线:CR 垂直于胸骨中点(颈静脉切迹与剑突中点,在中线左侧 2.5cm 处)。

SID:100cm。

准直:四边准直至兴趣区,包括软组织边缘。

* 直立右前斜位摄影时不建议采用直立呼吸技术。因为即使是在平静呼吸时,胸廓也会有移动。

kVp 范围:70~85

体型	cm	kVp	mA	时间	mAs	SID	曝光指数
小型							
中型							
大型							

侧位:胸骨

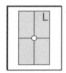

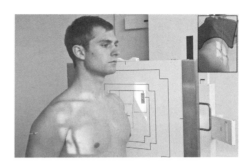

图 7.2 直立胸骨侧位(插图:创伤时的体位选择)。

- 24cm×30cm，竖放，或 35cm×43cm,竖放。
- 采用滤线栅。
- 不推荐使用 AEC。
- 将铅板置于胸骨前方(用于卧位)。

体位

- 患者上身挺直(首选)(坐位或立位),或侧卧位 CR 垂直,或仰卧位 CR 水平摄影(用于严重创伤)。
- 手臂举过头顶,肩向后。
- CR 与胸骨、滤线栅或摄影台面/直立滤线器的中线一致。
- IR 顶部置于颈静脉切迹上方 4cm。

中心线:CR 垂直于胸骨中点。

SID:推荐为 150~180cm,最小为 100cm。

准直:四边准直至兴趣区,包括软组织边缘。

呼吸:充分吸气后曝光。

kVp 范围:75~85

体型	cm	kVp	mA	时间	mAs	SID	曝光指数
小型							
中型							
大型							

斜位(右前斜):胸骨评价标准

解剖显示

- 胸骨与心影有重叠。

体位

- 患者旋转至正确的体位,使胸骨显示在脊柱旁。

曝光

- 最佳对比度和密度(亮度),以显示整个胸骨。
- 采用呼吸技术曝光 3~4 秒,使肺纹理显示模糊。
- 骨边缘清晰。

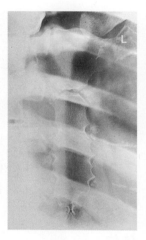

图 7.3　胸骨右前斜位。

侧位:胸骨评价标准

解剖显示

- 软组织与整个胸骨重叠最小。

体位

- 无旋转,胸骨不与肋骨重叠。
- 肩和手臂向后缩。

曝光

- 最佳对比度和密度(亮度);无移动。
- 骨边缘清晰。

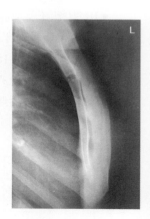

图 7.4　胸骨侧位。

后前位和前斜位:胸锁关节

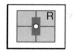

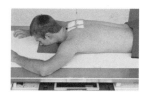

图 7.5 双侧后前位。

- 18cm×24cm,横放。
- 采用滤线栅。

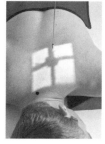

图 7.6 右前斜位 10°~15°,CR 垂直射入(双斜位通常用作对比)。

体位

后前位:患者俯卧或直立,CR 对准正中矢状面。

- 将头转向一侧,肩部无旋转。
- CR 对准 IR 中点。

斜位:胸廓旋转 10°~15°,分离椎骨与胸骨(最佳显示胸锁关节的下部)。右前斜位显示右侧的胸锁关节,左前斜位显示左侧的胸锁关节。较小的倾斜角度(5°~10°)能最佳显示脊柱旁胸锁关节的上方。

中心线

- 后前位:在 T2~T3 水平;CR 垂直于正中矢状面,距 C7 棘突约 7cm。
- 斜位:在 T2~T3 水平;CR 垂直于正中矢状面旁 2.5~5cm 处(抬高侧),距 C7 棘突约 7cm。

SID:100cm。

准直:四边准直至兴趣区,包括软组织边缘。

呼吸:呼气后屏气曝光。

kVp 范围:75~85

体型	cm	kVp	mA	时间	mAs	SID	曝光指数
小型							
中型							
大型							

后前位:胸锁关节评价标准

解剖显示

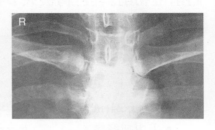

* 显示双侧胸锁关节。胸骨柄外侧和锁骨的内侧端显示于脊柱旁。

体位

图 7.7　双侧胸锁关节后前位。

* 无旋转,双侧胸锁关节与脊柱距离相等。

曝光

* 最佳对比度和密度(亮度),胸锁关节可见;无移动。
* 通过肋骨和肺的影像可见胸锁关节。
* 骨边缘清晰。

前斜位:胸锁关节评价标准

解剖显示

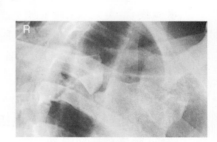

* 可见胸锁关节下方、胸骨柄和锁骨内侧。

体位

图 7.8　右前斜位 10°~15°。

* 患者旋转 10°~15°;正确的旋转,无脊柱重叠,可最佳显示胸锁关节下方。

曝光

* 最佳对比度和密度(亮度),通过肋骨和肺的影像可见胸锁关节;无移动。
* 骨边缘清晰。

前后位(或后前位):肋骨(双侧)

膈上

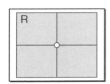

后肋骨通常取前后位,前肋骨通常取后前位:

● 35cm×43cm,横放(或竖放,用于单侧检查或胸部较窄的患者)。

● 采用滤线栅。

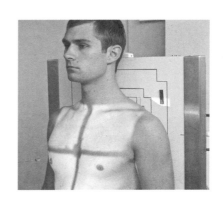

图 7.9　膈上双侧肋骨前后位。

体位

● 患者直立(首选)或仰卧,正中矢状面置于摄影台/直立滤线器中线,并与 CR 一致。

● IR 顶部置于肩上方约 4cm。

● 肩部前倾,无旋转。

● 确保胸廓位于 IR 中心(双侧检查)。

中心线:CR 垂直于 IR,经正中矢状面,颈静脉切迹下 8~10cm 处(T7 水平)射入。

SID:直立位 180cm;卧位 100~120cm。

准直:四边准直至兴趣区,包括软组织边缘。

呼吸:吸气时(膈肌向下)曝光。

kVp 范围:75~85

体型	cm	kVp	mA	时间	mAs	SID	曝光指数
小型							
中型							
大型							

前后位:肋骨(双侧)

膈下

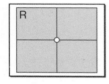

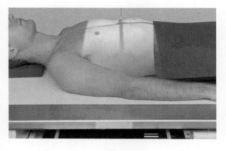

图 7.10　膈下双侧肋骨前后位。

- 35cm×43cm,横放(或竖放,用于单侧检查或胸部较窄的患者)。
- 采用滤线栅。

体位

- 患者应直立或仰卧,正中矢状面置于摄影台/滤线器和 IR 中线。
- 抬高下颌,以防与上肋骨重叠。
- 肩前旋,将肩胛骨从肺野中移除。
- 屏蔽辐射敏感组织。

注意:部分常规摄影仅包括患侧肋骨。

中心线:CR 垂直于 IR,对准正中矢状面并经剑突与肋下缘的中点射入。

SID:直立位,180cm;卧位,100cm。

准直:四边准直至兴趣区,包括软组织边缘。

呼吸:呼气(膈肌位于最高点)时曝光。

kVp 范围:75~85

体型	cm	kVp	mA	时间	mAs	SID	曝光指数
小型							
中型							
大型							

前后位(或后前位):肋骨(双侧)评价标准

膈上和膈下
解剖显示

膈上
- 可见第1~9肋。

膈下
- 至少可见第10~12肋。

体位

- 无旋转,肋骨侧缘与脊柱等距。

曝光

- 适当的对比度和密度 (亮度);无移动。
- 骨边缘清晰。

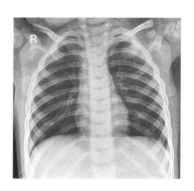

图 7.11　膈上双侧肋骨后前位。

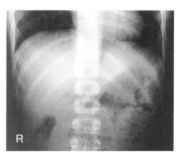

图 7.12　膈下双侧肋骨前后位。

前斜位(右前斜):高位肋骨腋段

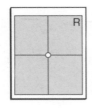

- 35cm×43cm 或 35cm×35cm,横放(见 "注意")。
- 采用滤线栅。

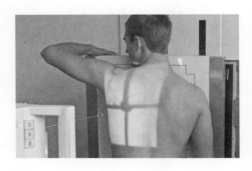

图 7.13　膈上右前斜位 45°——用于左前肋 和肋骨腋段的损伤。

体位

- 患者直立(首选)或卧位。
- 身体倾斜 45°(患侧远离 IR),旋转脊柱远离兴趣区。
- 健侧手臂外展,下垂远离胸廓;抬高对侧手臂,远离胸廓。
- 将胸廓平面的中点置于脊柱与兴趣区处的胸廓侧缘之间,CR 与滤线栅或摄影台面/滤线器的中线一致。

注意:某些常规摄影仅指患侧的单侧斜位,并将较小的 IR 竖放。

中心线:CR 垂直于 IR,对准 T7 棘突下方 18~20cm 水平。

SID:直立位,180cm;卧位,100cm。

准直:四边准直至兴趣区,包括软组织边缘。

呼吸:膈上——吸气时曝光。

kVp 范围:75~85

体型	cm	kVp	mA	时间	mAs	SID	曝光指数
小型							
中型							
大型							

后斜位(左后斜):低位肋骨腋段

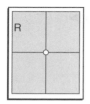

- 35cm×43cm 或 35cm×35cm,竖放。

- 采用滤线栅。

体位

- 患者应直立(首选)或卧位。

- 身体倾斜45°(患侧远离 IR);旋转脊柱远离兴趣区。

- 患侧手臂外展,下垂远离胸廓;对侧手臂抬高,远离胸廓。

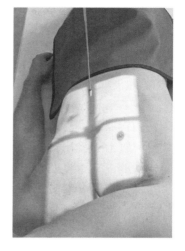

图 7.14　膈下左后斜 45°。

- 将胸廓平面的中点置于脊柱与兴趣区处的胸廓侧缘之间,CR与滤线栅或摄影台面/滤线器的中线一致。

中心线:CR 垂直于 IR,对准剑突与肋下缘中点射入。

SID:直立位,180cm;卧位,100cm。

准直:四边准直至兴趣区,包括软组织边缘。

呼吸:膈下——呼气时曝光。

kVp 范围:75~85

体型	cm	kVp	mA	时间	mAs	SID	曝光指数
小型							
中型							
大型							

前斜位或后斜位：肋骨腋段评价标准

膈上和膈下
解剖显示

• 左后斜位/右前斜位：显示（拉长的）左侧肋骨腋段。

• 右后斜位/左前斜位：显示（拉长的）右侧肋骨腋段。

• 膈上可见第 1~9 肋。

• 膈下至少可见第 10~12 肋。

• 显示肋骨腋段影像，无重叠。

体位

• 45°斜位显示肋骨腋段的轮廓，脊柱离开兴趣区。

曝光

• 最佳对比度和密度（亮度），通过膈上的肺部和心影，以及膈下的致密腹部器官，可见肋骨；无移动。

• 骨边缘清晰。

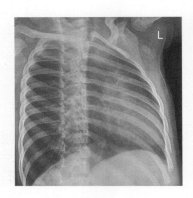

图 7.15　膈上左后斜位。

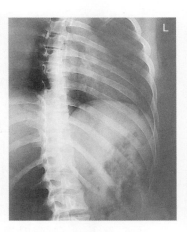

图 7.16　膈下左后斜位。

（徐明　王骏　高晓龙　李蒙　陈莉平　王怀成　译）

第 8 章 颅骨、面骨和鼻窦

目 录

颅骨定位线和标志

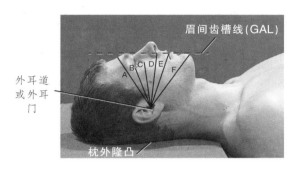

图 8.1　定位线。

A.听眉线(GML)

B.听眦线(OML)

C.听眶线(IOML)(Reid 基线,或颅底基线)

D.听鼻线(AML)

E.听口线(LML)(用于改良 Waters 位)

F.听颏线(MML)(用于 Waters 位)

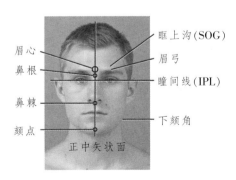

图 8.2　颅骨标志。

● 常见定位错误:旋转、倾斜、颈部过度屈伸和不正确的 CR 角度等,在颅骨和面骨的 X 线摄影中最常见。

● 屏蔽:精确准直,在不干扰成像的前提下,推荐屏蔽对辐射敏感的器官。

移除患者头部所有金属、塑料或其他可移除饰物。

前后轴位:颅骨

Towne 位

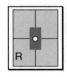

● 24cm×30cm,竖放。

● 采用滤线栅。

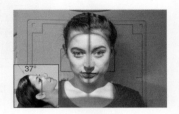

图 8.3　前后轴位(Towne 位),CR 向足侧倾斜,与 OML 成 30°。

体位

● 移除患者头部所有金属、塑料或其他可移除饰物。

● 患者直立或仰卧,CR 与正中矢状面、摄影台面或 IR 的中线一致,并垂直于 IR;无旋转或无倾斜。

● 下颌内收,使 OML 或 IOML 垂直于 IR。

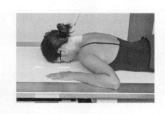

图 8.4　后前轴位(Haas 位),CR 向头侧倾斜,与 OML 成 25°,通过外耳道水平。

● 确保头部无旋转、无倾斜。

● CR 对准 IR 中点射入。

中心线

● CR 向足侧倾斜,并与 OML 成 30°,或与 IOML 成 37°。

● CR 对准眉心上方约 6.5cm(从长度为 2cm 的眉心穿过枕骨底

部的枕骨大孔)。

SID:100cm。

准直:四边准直至兴趣区,包括软组织边缘。

呼吸:曝光时屏气。

注意:后前轴位是前后轴位的替代方法。调整头部,使 OML 与 IR 垂直。CR 向头侧倾斜 25°,对准鼻根上方 4cm 射入。

kVp 范围:75~90

体型	cm	kVp	mA	时间	mAs	SID	曝光指数
小型							
中型							
大型							

前后轴位(Towne 位):颅骨评价标准

解剖显示

- 可见枕骨、岩锥和枕骨大孔,在枕骨大孔的阴影中可见鞍背和后床突。

体位

- 岩嵴对称,无旋转(旋转后,在旋转侧方向上的岩嵴影像会变窄)。

- 正确的 CR 角度,以及适度的颈部屈/伸,在枕骨大孔区可见鞍背和后床突。

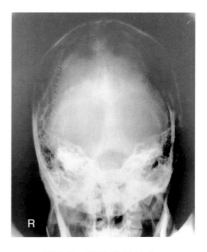

图 8.5　颅骨前后轴位。

曝光

- 最佳密度(亮度)和对比度,可见枕骨和枕骨大孔内的结构;无移动。
- 骨边缘清晰。

侧位:颅骨

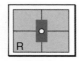

- 24cm×30cm,横放。
- 采用滤线栅。

体位

- 移除患者头部所有金属、塑料或其他可移除饰物。
- 患者坐位或半俯卧位。
- 头部应处于标准侧位,兴趣区的一侧紧贴 IR, 无旋转或倾斜,正中矢状面平行于 IR,IPL 垂直于 IR。
- 调整下颌,使 IOML 垂直于 IR 的前缘(GAL 平行于 IR 的前缘)。
- CR 对准 IR 中点。

中心线:CR 垂直于 IR,并经外耳道上方约 2.5cm 射入。

SID:100cm。

准直:四边准直至兴趣区,包括软组织边缘。

呼吸:曝光时屏气。

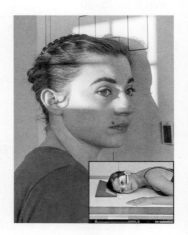

图 8.6　颅骨侧位。

kVp 范围:70~85

体型	cm	kVp	mA	时间	mAs	SID	曝光指数
小型							
中型							
大型							

侧位:颅骨评价标准

解剖显示

• 显示颅骨全貌,包括顶骨,部分颅骨重叠显示。

• 显示整个蝶鞍和鞍背。

体位

• 无倾斜,眶板(眶顶)明显重叠。

• 无旋转,蝶骨大翼和下颌支明显重叠。

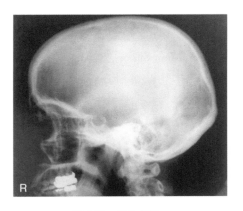

图 8.7 颅骨侧位。

曝光

• 最佳密度(亮度)和对比度,显示鞍区结构;无移动。

• 骨边缘清晰。

后前位和后前轴位(15°):颅骨

Caldwell 位

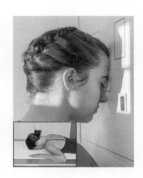

图 8.8　后前位——0°。

　　注意:除 15°后前轴位(Caldwell 位)外,一些科室常规检查还包括颅骨后前位,以更好地显示额骨。

- 24cm×30cm,竖放。
- 采用滤线栅。

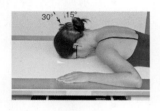

图 8.9　后前轴位——15° Caldwell 位。

体位

- 移除患者头颈部所有金属或塑料饰物。
- 患者坐位或俯卧位,CR 与头部、摄影台或 IR 的中线一致。
- 患者的鼻骨和前额紧贴摄影台面/成像设备表面,并调整头部,使 OML 垂直于 IR。
- 无旋转或倾斜;正中矢状面垂直于 IR。
- CR 对准 IR 中点射入。

中心线

- 后前位:CR 垂直于 IR,从眉间射出。
- 后前轴位(Caldwell 位):CR 向足侧倾斜,与 OML 成 15°,从鼻根射出(向足侧倾斜 25°~30°,以最佳显示眶缘)。

SID:100cm。

准直:四边准直至兴趣区,包括软组织边缘。

呼吸:曝光时屏气。

kVp 范围:75~85

体型	cm	kVp	mA	时间	mAs	SID	曝光指数
小型							
中型							
大型							

后前位和后前轴位(15°):颅骨评价标准

Caldwell 位
解剖显示

● 后前位:可见额骨、鸡冠、内听道、额窦、前组筛窦、岩嵴、蝶骨大翼、蝶骨小翼以及鞍背,无失真。

● 后前轴位 15°:显示额骨、蝶骨大翼、蝶骨小翼、眶上裂、额窦、前组筛窦、眶上缘和鸡冠。

体位

● 后前位:岩嵴位于眶上缘水平;无旋转;两侧眼眶与颅骨侧边等距。

● 后前轴位 15°:岩嵴投影在眼眶下 1/3 处;无旋转;两侧眼眶与颅骨侧边等距。

曝光

● 最佳密度(亮度)和对比度,可见额骨和周围结构;无移动。

● 骨边缘清晰。

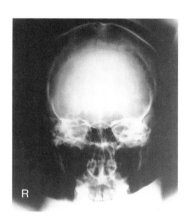
图 8.10 后前位——0°。

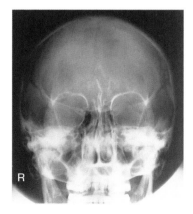
图 8.11 后前轴位——15° Caldwell 位。

颏顶位:颅骨

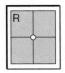

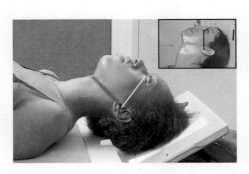

警告:尝试此摄影体位前,应排除创伤患者的颈椎骨折或半脱位。

- 24cm×30cm,竖放。
- 采用滤线栅。
- 可选择 AEC。

图 8.12 颅底颏顶位——CR 垂直于 IOML。

体位

- 移除患者头部所有金属、塑料或其他可移除饰物。
- 患者坐位或仰卧位,头部伸过摄影台末端,头顶紧贴有滤线栅的 IR(可使摄影台稍向上倾斜)。肩部下方可放置定位海绵/枕头。
- 调整 IR,颈部过伸,使 IOML 与 IR 平行。
- 头部无旋转或倾斜。
- CR 对准 IR 中点。

中心线:CR 垂直于 IOML,对准下颌联合下方 4cm,或位于两侧下颌角(外耳道水平前方约 2cm)连线中点。

注意:如果患者颈部不能过伸,则要调整 CR 入射位置,以保持 CR 垂直于 IOML。

SID:100cm。

准直:四边准直至兴趣区,包括软组织边缘。

呼吸:曝光时屏气。

kVp 范围:75~85

体型	cm	kVp	mA	时间	mAs	SID	曝光指数
小型							
中型							
大型							

颏顶位:颅骨评价标准

解剖显示

● 显示卵圆孔、棘孔、下颌骨、蝶窦、后组筛窦、乳突、岩嵴、硬腭、枕骨大孔和枕骨。

体位

● 颈部正确伸展,保证 IOML 和 CR 之间的正确关系,以使下颌显示在筛窦前方。

● 无旋转;正中矢状面与 IR 的边缘平行。

● 无倾斜;双侧下颌支与颅骨侧面的皮质等距。

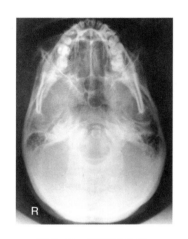

图 8.13　颅底颏顶位。

曝光

● 最佳密度(亮度)和对比度,显示枕骨大孔的轮廓;无移动。

● 骨边缘清晰。

侧位:颅骨(创伤)

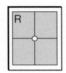

警告:在排除颈椎损伤之前,不要抬高或移动患者的头部。

- 24cm×30cm,竖放(与颅骨前后边缘一致)。
- 采用滤线栅。

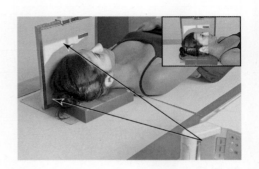

图 8.14　可能有脊柱损伤的颅骨侧位。

体位

- 移除患者头颈部所有金属或塑料饰物。
- 患者应仰卧;除非医生要求,否则不要取下颈托。
- 将可能有脊柱损伤的患者移至摄影台的后缘,并将 IR 置于摄影台和后颅下约 2.5cm 处(将浮动式摄影台向前移动)。
- 头部处于标准侧位。
- CR 水平,对准 IR 中点(包括整个颅骨)。
- 确保无旋转或倾斜。

中心线:CR 水平,垂直于 IR,在外耳道上方约 2.5cm 处射入。

SID:100cm。

准直:四边准直至兴趣区,包括软组织边缘。

呼吸:曝光时屏气。

kVp 范围:70~85

体型	cm	kVp	mA	时间	mAs	SID	曝光指数
小型							
中型							
大型							

侧位:颅骨(创伤)评价标准

解剖显示

- 显示完整且有左右双侧重叠的颅骨。
- 显示全部蝶鞍和鞍背。

体位

- 无旋转或倾斜。

曝光

- 最佳密度(亮度)和对比度,可显示鞍区结构;无移动。
- 骨边缘清晰。

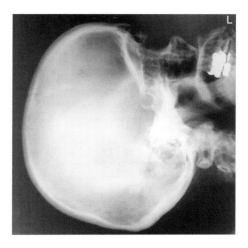

图 8.15　创伤的颅骨侧位。

前后位和前后轴位:颅骨(创伤)

警告:对于可能有脊柱或严重头部损伤的患者,除非医生要求,否则,在进行前后位摄影时,不要移动患者头部或移除颈托。

- 24cm×30cm,竖放。
- 采用滤线栅。

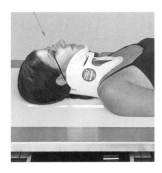

图 8.16　前后位,CR 平行于 OML,对准眉间。

体位

- 移除患者头颈部所有金属或塑料饰物。除非医生要求,否则不要取下颈托。
- 应小心地将患者以仰卧位移至摄影台上。
- 所有摄影均需按患者原体位进行,不要移动患者头部。

SID:100cm。

准直:四边准直至兴趣区,包括软组织边缘。

呼吸:曝光时屏气。

CR 角度和中心点

- 如图 8.16 至图 8.18 所示。
- CR 对准 IR 中点。

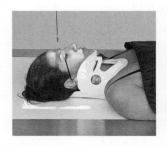 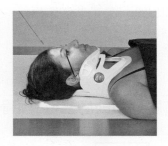

图 8.17　前后反 Caldwell 位。CR 向头侧倾斜,并与 OML 成 15°,对准鼻根射入。

图 8.18　前后轴位(Towne 位)。CR 向足侧倾斜,并与 OML 成 30°,对准眉间上方 5~6cm 处射入。

kVp 范围:75~90

体型	cm	kVp	mA	时间	mAs	SID	曝光指数
小型							
中型							
大型							

前后位和前后轴位:颅骨(创伤)评价标准

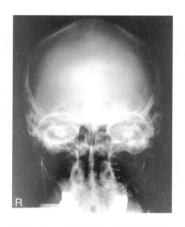

图 8.19　前后位,CR 平行于 OML。

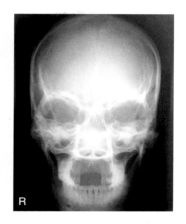

图 8.20　前后轴位(反 Caldwell 位)(向头侧倾斜 15°)。

解剖显示

- 前后位 0°:显示额骨和鸡冠(由于物像距增大而放大)。
- 前后轴位 15°:显示蝶骨大翼、蝶骨小翼、额骨和眶上裂。

体位

- 前后位 0°:显示眶上缘水平的岩嵴;无旋转;两侧眼眶与颅骨侧缘等距。
- 前后轴位 15°:显示投影在眼眶下 1/3 处的岩嵴;无旋转;两侧眼眶与颅骨侧缘等距。

曝光

- 最佳密度(亮度)和对比度,可见额骨及其周围结构;无移动。
- 骨边缘清晰。

侧位:面骨

- 18cm×24cm,竖放。
- 采用滤线栅。

体位

- 移除患者头颈部所有金属或塑料饰物。

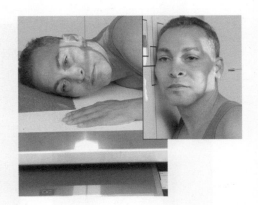

图 8.21　面骨侧位。

- 患者直立或半卧位。
- 将头部的侧面紧贴台面或直立的成像设备表面,兴趣区一侧紧贴 IR。
- 将头部调整到标准侧位(根据患者舒适度的需要倾斜身体)。
- 无旋转或倾斜;正中矢状面平行于 IR,IPL 垂直于 IR。
- 调整下颌,使 IOML 垂直于 IR 前缘。
- CR 对准 IR 中点。

中心线:CR 垂直于 IR,对准外耳孔和外眦中间的颧骨(面颊突出处)。

SID:100cm。

准直:四边准直至兴趣区,包括软组织边缘。

呼吸:曝光时屏气。

kVp 范围:70~85

体型	cm	kVp	mA	时间	mAs	SID	曝光指数
小型							
中型							
大型							

侧位：面骨评价标准

解剖显示

显示重叠的面骨、蝶骨大翼、眶板、蝶鞍、颧骨和下颌骨。

体位

- 无倾斜；可见眶板（顶部）重叠。
- 无旋转；可见蝶骨大翼和下颌支重叠。

曝光

- 最佳密度（亮度）和对比度，可见面部结构；无移动。
- 骨边缘清晰。

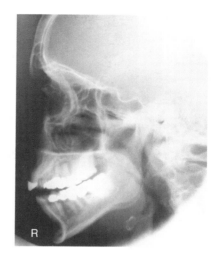

图 8.22　面骨侧位。

顶颏位：面骨

Waters 位和改良 Waters 位

- 18cm×24cm，竖放，或 24cm×30cm，竖放。
- 采用滤线栅。

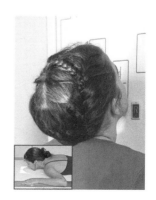

图 8.23　后前 Waters 位，CR 与 OML 成 37°，或与 MML 垂直。

体位

Waters 位

● 移除患者头颈部所有金属或塑料饰物。

● 患者直立(首选)或俯卧位。

● 伸展颈部,使下颌紧贴台面或直立成像设备表面;MML 与 IR 垂直,OML 与 IR 成 37°。

● CR 对准 IR 中点。

改良 Waters 位

● OML 与 IR 成 55°,或 LML 垂直于 IR。

中心线:CR 垂直于 IR,从鼻棘射出(2 个投影)。

SID:100cm。

准直:四边准直至兴趣区,包括软组织边缘。

呼吸:曝光时屏气。

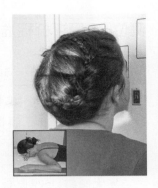

图 8.24 后前改良 Waters 位,CR 与 OML 成 55°,或与 LML 垂直。

kVp 范围:70~85

体型	cm	kVp	mA	时间	mAs	SID	曝光指数
小型							
中型							
大型							

顶颏位和改良顶颏位评价标准

Waters 位和改良 Waters 位

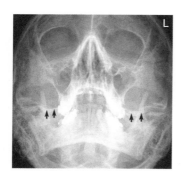

图 8.25 后前 Waters 位。

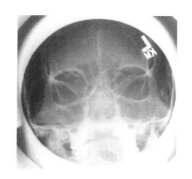

图 8.26 后前改良 Waters 位。

解剖显示

- Waters 位：显示眶下缘、上颌骨、鼻中隔、颧骨、颧弓和前鼻棘。
- 改良 Waters 位：显示眼眶下缘轮廓(不失真)；可显示眶底"爆裂性"骨折的理想摄影。

体位

- Waters 位：岩嵴位于上颌窦底；无旋转；两侧眼眶与颅侧缘等距。
- 改良 Waters 位：岩嵴投影于上颌窦下半部；无旋转；两侧眼眶与颅侧缘等距。

曝光

- 最佳密度(亮度)和对比度，显示上颌区域和周围结构；无移动。
- 骨边缘清晰。

后前轴位(15°):面骨

Caldwell 位

- 18cm×24cm,竖放,或 24cm×30cm,竖放。
- 采用滤线栅。

体位

- 移除患者头颈部所有金属或塑料饰物。
- 患者坐位(首选)或俯卧位,CR 与正中矢状面、摄影台或 IR 中线一致。
- 患者的鼻子和前额紧贴成像设备,调整头部使 OML 垂直于 IR;确保无旋转或倾斜。

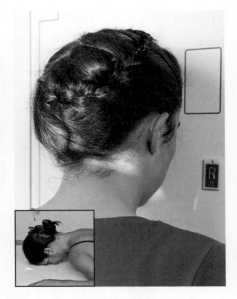

图 8.27　后前轴位——15° Caldwell 位 (OML 垂直于 IR);CR 从鼻根射出。

- CR 对准(鼻根)IR 中点射入。

中心线:CR 向足侧倾斜,并与 OML 成 15°,从鼻根射出。

注意:如果兴趣区为眶下缘以下的岩嵴,则需要 CR 向足侧倾斜 30°,从眼眶中点射出。

SID:100cm。

准直:四边准直至兴趣区,包括软组织边缘。

呼吸:曝光时屏气。

kVp 范围：70~85

体型	cm	kVp	mA	时间	mAs	SID	曝光指数
小型							
中型							
大型							

后前轴位(15°)：面骨评价标准

Caldwell 位

解剖显示

• 眶上缘、上颌骨、鼻中隔、颧弓和前鼻棘。

体位

• 岩崎投影于眼眶下 1/3 处；无旋转；两侧眼眶与颅骨侧缘等距。

曝光

• 最佳密度（亮度）和对比度，可显示上颌区和眶底；无移动。

• 骨边缘清晰。

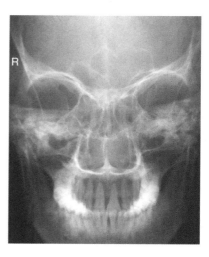

图 8.28 后前轴位 Caldwell 位——向足侧倾斜 15°。

侧位,颏顶位:面骨(创伤)

反 Waters 位和改良反 Waters 位

警告:对于可能有脊柱或严重头部损伤的患者,请在患者仰卧的情况下进行所有摄影。请勿移动患者头部或取下颈托。

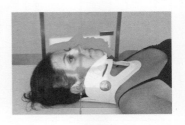

图 8.29   水平侧位——CR 对准外眦与外耳道连线的中点。

侧位(水平摄影)

- 24cm×30cm,竖放。
- 采用滤线栅,置于颅骨侧面。
- 无旋转或倾斜,正中矢状面平行于 IR。
- CR 水平摄影,对准外眦与外耳道的中点射入。

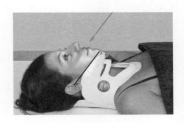

图 8.30   创伤反 Waters 位——CR 平行于 MML,以鼻棘为中心。

反 Waters 位

- 18cm×24cm,竖放。
- 采用滤线栅(AEC 对准照射野中心)。
- CR 与正中矢状面、摄影台或 IR 中线一致。
- 无旋转或倾斜。
- CR 与 MML 平行。
- CR 对准鼻棘中心(根据需要,排除颈部损伤后,CR 可向头部倾斜)。

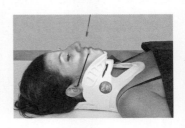

图 8.31   创伤改良反 Waters 位——CR 平行于 LML,以鼻棘为中心。

改良反 Waters 位

- 与反 Waters 位相同,但以下情况除外:
  - CR 平行于 LML。
  - CR 对准鼻棘。

侧位：鼻骨

通常进行双侧摄影对比。

- 18cm×24cm，横放。
- 不用滤线栅。

体位

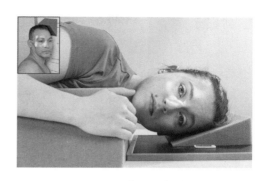

图 8.32 鼻骨左侧位。

- 移除患者头颈部所有金属或塑料饰物。
- 患者应坐位或半卧位。
- 头部的侧面紧贴摄影台/直立成像设备表面，使兴趣区一侧紧贴 IR。
- 将鼻骨中心置于 IR 中心。
- 根据患者舒适的需要，身体倾斜，将头部调整到标准侧位。
- 正中矢状面与摄影台/直立成像设备表面平行，IPL 与摄影台/直立成像设备垂直，IOML 与 IR 前缘垂直。

中心线：CR 垂直于 IR，对准鼻根下方约 1.25cm。

SID：100cm。

准直：四边准直至兴趣区，包括软组织边缘。

呼吸：曝光时屏气。

kVp 范围：65~80

体型	cm	kVp	mA	时间	mAs	SID	曝光指数
小型							
中型							
大型							

侧位：鼻骨评价标准

解剖显示

- 显示具有软组织结构的鼻骨、额鼻缝和前鼻棘。

体位

- 无旋转；鼻骨轮廓完整

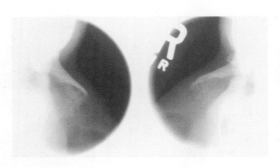

图 8.33　鼻骨侧位。

曝光

- 最佳密度(亮度)和对比度,显示鼻骨和周围软组织结构;无移动。
- 骨边缘清晰,可见软组织细节。

上下切线位(轴位)：鼻骨

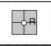

- 18cm×24cm,横放。
- 不用滤线栅。

体位

- 移除患者头颈部所有金属或塑料饰物。
- 患者应坐在摄影台

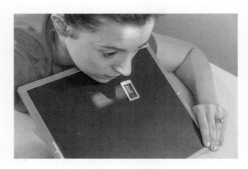

图 8.34　鼻骨轴位。

末端或俯卧在摄影台上。

• 采取俯卧位时,将支撑物放在胸部和 IR 的下方。

• 将下颌置于 IR 上,IR 与 GAL 和 CR垂直。

中心线:根据需要,CR 的角度朝向鼻骨方向,以确保 CR 与 GAL 平行(CR 经过眉间和前上齿射入)。

SID:100cm。

准直:四边准直至正方形的兴趣区(边长约 10cm),包括软组织边缘。

呼吸:曝光时屏气。

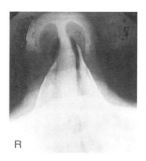

图 8.35 上下方向。

kVp 范围:65~80

体型	cm	kVp	mA	时间	mAs	SID	曝光指数
小型							
中型							
大型							

双侧颏顶位:颧弓

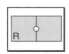

• 24cm×30cm,横放。

• 肢体厚度>10cm,采用滤线栅;肢体厚度<10cm,仅用 IR。

• 不推荐采用 AEC。

体位

• 移除患者头颈部所有金属或塑料饰物。

• 患者坐位或仰卧位,头部伸过摄影台末端,头顶紧贴有滤线栅的 IR(摄影台可能会稍向上倾斜)。

• 调整 IR 和头的位置,使 IOML 与 IR 平行。

• 确保无旋转或倾斜。

• CR 对准 IR 中点。

中心线:根据需要调整 CR 入射角度,使之与 IOML 垂直,并对准双侧颧弓的中点(下颌角连线下方约 4cm)。

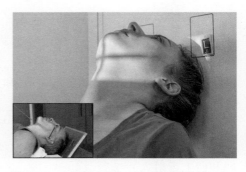

图 8.36 颏顶位摄影,坐位与仰卧位(插图)。 IOML 平行于 IR;CR 垂直于 IOML。

SID:100cm。

准直:四边准直至兴趣区,包括软组织边缘。

呼吸:曝光时屏气。

kVp 范围:75~85

体型	cm	kVp	mA	时间	mAs	SID	曝光指数
小型							
中型							
大型							

下上斜位(切线位):颧弓

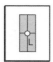

通常需要对双侧颧弓的影像进行对比。

• 18cm×24cm,竖放。

• 肢体厚度>10cm,采用滤线栅;肢体厚度<10cm,仅用 IR。

• 不推荐采用 AEC。

体位

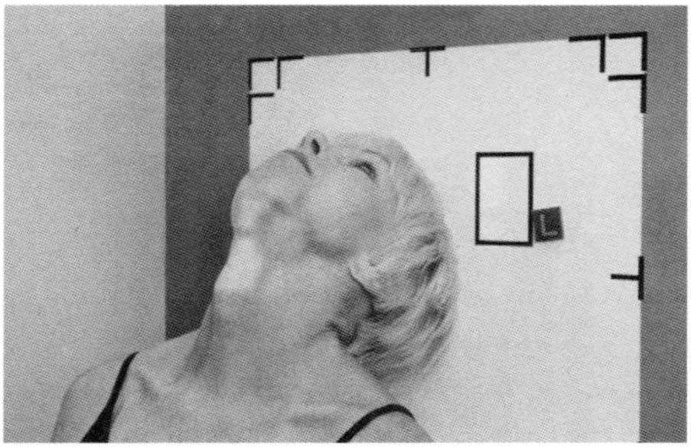

- 移除患者头颈部所有金属或塑料饰物。
- 患者应直立(首选)或仰卧位;使颅骨接近颏顶位,使 IOML 平行于 IR。
- 将头部向受检侧旋转约 15°。

图 8.37 下上斜位(切线位),成像设备直立(倾斜 15°,旋转 15°,CR 垂直于 IOML)。

- 将下颌的正中矢状面向兴趣侧倾斜约 15°(可能需要更大的倾斜角度,以使颧弓不与下颌骨或顶骨重叠)。
- CR 对准 IR 中点射入。

中心线:根据需要选择 CR 的角度,CR 与 IOML 垂直,对准颧弓中心射入(CR 经下颌支,穿过颧弓,达下方顶骨)。

SID:100cm。

准直:四边准直至兴趣区,包括软组织边缘。

呼吸:曝光时屏气。

kVp 范围:70~85

体型	cm	kVp	mA	时间	mAs	SID	曝光指数
小型							
中型							
大型							

颏顶位和下上斜位(切线位):颧弓评价标准

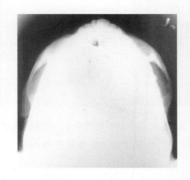

图 8.38 颏顶位。

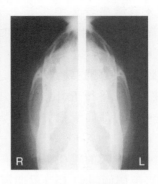

图 8.39 斜切线位。

解剖显示

- 颏顶位:双侧颧弓。
- 切线位:单侧颧弓。

体位

- 颏顶位:双侧颧弓视野无阻挡;无旋转;颧弓对称显示。
- 下上斜位(切线位):单侧颧弓视野无阻挡;颧弓与顶骨或下颌骨无重叠。

曝光

- 最佳密度(亮度)和对比度,显示颧弓;无移动。
- 骨边缘清晰,可见软组织细节。

前后轴位:颧弓

改良 Towne 位

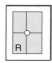

- 18cm×24cm,竖放。
- 采用滤线栅。
- 不推荐采用 AEC。

体位

- 移除患者头颈部所有金属或塑料饰物。
- 患者坐位或仰卧位,正中矢状面与摄影台/直立成像设备的中线一致,以防止头部旋转或倾斜。

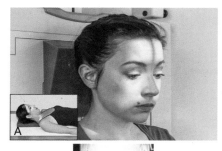

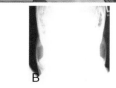

图 8.40　颧弓前后轴位—CR 与 OML 成 30°(与 IOML 成 37°),坐位和仰卧位(插图)。

- 颈部屈曲,下颏内收,使 OML 或 IOML 与 IR 垂直。
- CR 对准 IR 中点摄影。

中心线

- CR 向足侧倾斜,并与 OML 成 30°,或与 IOML 成 37°。
- CR 位于鼻根上方(通过鼻骨的中部)约 2.5cm。

SID:100cm。

准直:四边准直至兴趣区,包括软组织边缘。

呼吸:曝光时屏气。

kVp 范围:70~85

体型	cm	kVp	mA	时间	mAs	SID	曝光指数
小型							
中型							
大型							

眼眶斜位:视神经孔

Rhese 位

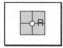

- 18cm×24cm，横放。
- 采用滤线栅。
- 双侧眼眶成像进行对比。
- 不推荐采用 AEC。

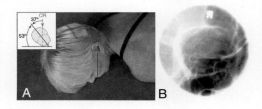

图 8.41　(A)Rhese 斜位(右侧)。(B)Rhese 斜位。AML 与 CR 垂直,头部向侧面旋转 53°。

体位

- 移除患者头颈部所有金属或塑料饰物。
- 患者应坐位或俯卧位。
- 作为起始参考,患者俯卧,使正中矢状面垂直于 IR。调整屈伸角度,使 AML 垂直于 IR。调整患者的头部,使下颏、面颊和鼻骨紧贴摄影台面/直立成像设备(该位置习惯上被称为"三点着陆")。
- 将头部向患侧旋转 37°。正中矢状面与 IR 成 53°(采用角度指示器将 CR 与正中矢状面的夹角精确到 37°)。
- CR 对准 IR 中点(眼眶下缘)。

中心线:CR 垂直于 IR,眼眶下中部。

SID:100cm。

准直:四边精确准直至边长 8~10cm 的正方形兴趣区,包括软组织边缘。

呼吸:曝光时屏气。

kVp 范围:70~85

体型	cm	kVp	mA	时间	mAs	SID	曝光指数
小型							
中型							
大型							

后前位和后前轴位:下颌骨

• 18cm×24cm 或 24cm×30cm,竖放。

• 采用滤线栅。

• 不推荐采用 AEC。

体位

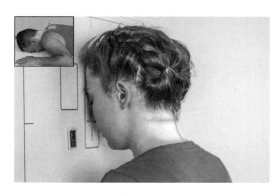

图 8.42 下颌骨后前位——CR 及 OML 垂直于 IR。

• 移除患者头颈部所有金属或塑料饰物。

• 患者应坐位或俯卧位,头部正中矢状面与摄影台或 IR 的中线一致。

- 前额和鼻骨置于摄影台上,调整头部,以使 OML 与 IR 垂直。
- 无旋转或倾斜;正中矢状面与 IR 垂直。
- CR 对准 IR 中点射入(上下嘴唇结合处)。

中心线:CR 垂直于 IR,从兴趣区的下颌射出。

后前轴位(可选):CR 向头侧倾斜 20°~25°,从鼻棘射出,能最佳显示下颌支末端和髁突。

SID:100cm。

准直:四边准直至兴趣区,包括软组织边缘。

呼吸:曝光时屏气。

kVp 范围:75~90

体型	cm	kVp	mA	时间	mAs	SID	曝光指数
小型							
中型							
大型							

轴侧位和轴侧斜位:下颌骨

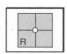

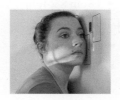

无禁忌证时,左右两侧通常用于对比成像。

- 18cm×24cm 或 24×30cm,横放。

- 肢体厚度>10cm,采用滤线栅;肢体厚度<10cm,仅采用 IR。

图 8.43　半仰卧位。

图 8.44　直立轴侧斜位,CR 向头部倾斜 25°(最大值),头部旋转 10°~15°用于一般检查(如图所示);头部旋转 0°用于显示下颌支;头部旋转 30°用于显示下颌体部;头部旋转 45°用于显示下颌颏部。

- 不推荐采用 AEC。

体位

- 移除患者头颈部所有金属或塑料饰物。
- 患者应坐位,也可半俯卧或半仰卧,肩部和髋部下方放置支撑物。
- 伸展下颏,使兴趣区一侧紧贴 IR。
- 调整头部,使 IPL 垂直于 IR,无倾斜。
- 根据兴趣区,将头向 IR 旋转。
- 头部呈标准侧位时,显示下颌支(轴侧位)。
- 旋转 10°~15°时,最佳显示下颌骨的大致轮廓。
- 向 IR 旋转 30°时,最佳显示下颌体。
- 旋转 45°时,最佳显示下颌的颏部。

中心线:建议使用三种方法显示兴趣区下颌骨的特定部位(紧贴 IR 侧),而不与对侧重叠。

1.CR 向头侧倾斜,并与 IPL 成 25°,对准下颌骨中部下方(上角下方约 5cm)射入。

2.采用头部倾斜和 CR 向头侧倾斜之和不超过 25°的组合(例如,X 线管向头侧倾斜 10°,并将头部向 IR 倾斜 15°)。

3.头部向 IR 倾斜 25°,CR 垂直于 IR。

SID:100cm。

准直:四边准直至兴趣区,包括软组织边缘。

呼吸:曝光时屏气。

kVp 范围:70~85

体型	cm	kVp	mA	时间	mAs	SID	曝光指数
小型							
中型							
大型							

轴侧斜位：下颌骨(创伤)

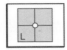

对于无法配合的创伤患者,应采用该方法。

● 16cm×24cm 或 24cm×30cm,横放。

● 肢体厚度>10cm 时,采用滤线栅;肢体厚度<10cm 时,仅采用 IR。

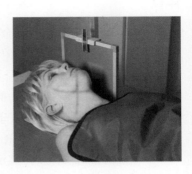

图 8.45　水平轴侧位。CR 从侧位向头侧倾斜 25°,向下倾斜 5°~10°。

体位

● 移除患者头颈部所有金属或塑料饰物。

● 患者应仰卧,头部无旋转,正中矢状面垂直于摄影台面。

● IR 置于摄影台边缘,紧贴面部,与正中矢状面平行,IR 下缘在下颌骨下缘下方约 2.5cm。

● 如有可能,肩部下沉,并抬高或伸展下颏。

注意：如果兴趣区是下颌骨体部或颏部, 可将患者的头部稍向 IR 旋转(10°~15°),以改善下颌骨体部或颏部的显示效果。

中心线

● CR 水平方向,向头侧(侧面或 IPL)倾斜 25°;向下(向后)倾斜 5°~10°,以去除肩部的遮挡。

● CR 对准远离 IR 一侧的下颌角远端约 5cm 处。

SID：100cm。

准直：四边准直至兴趣区,包括软组织边缘。

呼吸：曝光时屏气。

kVp 范围:70~85

体型	cm	kVp	mA	时间	mAs	SID	曝光指数
小型							
中型							
大型							

后前位和轴侧斜位:下颌骨评价标准

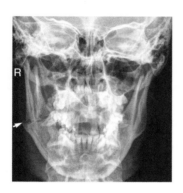

图 8.46　下颌骨后前位。

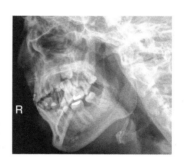

图 8.47　下颌骨轴侧斜位。

解剖显示

• 后前位:显示下颌支和下颌体侧位。

• 轴侧位和轴侧斜位:显示下颌支、髁突和冠状突,以及近端的下颌体。

体位

• 患者直立或仰卧。后前位:无旋转,下颌骨支部对称。

• 轴侧位和轴侧斜位:下颌支、下颌体及颏部的视野无遮挡;兴趣区无短缩。

曝光

- 最佳密度(亮度)和对比度,显示兴趣区处的下颌骨;无移动。
- 骨边缘清晰。

前后轴位:下颌骨或颞下颌关节及髁状突

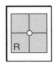

- 18cm×24cm,竖放。
- 采用滤线栅。

体位

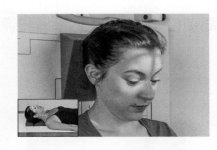

图 8.48　前后轴位,CR 与 OML 成 35°。

- 移除患者头颈部所有金属或塑料饰物。
- 患者应坐位或仰卧位,正中矢状面置于摄影台中线,以确保无旋转或倾斜。
- 患者的颅骨后部紧贴摄影台/直立成像设备表面。
- 如有可能,收起下颌,使 OML 垂直于摄影台/成像设备表面(或 IOML 垂直于 IR,并将 CR 角度增加 7°)。
- CR 对准 IR 中点。

中心线

- CR 向头侧倾斜,并与 OML 成 35°(与 IOML 成 42°)。
- CR 置于鼻上方 7.5cm,对准 IR 中点射入。

注意:如果颞下颌关节是兴趣区,CR 应置于眉心上方约 2.5cm,以穿过颞下颌关节。

SID：100cm。

准直：四边准直至兴趣区，包括软组织边缘。

呼吸：曝光时屏气。

kVp 范围：75~85

体型	cm	kVp	mA	时间	mAs	SID	曝光指数
小型							
中型							
大型							

轴侧斜位：颞下颌关节

改良 Law 位

警告：对于可能骨折的患者，不应尝试张口位。双侧成像，以便对张口位和闭口位进行比较。

- 18cm×24cm，竖放。
- 采用滤线栅。
- 不推荐采用 AEC。

体位

- 患者应坐位（首选）或半卧位，患侧在下。

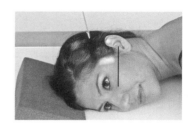

图 8.49　闭口位。

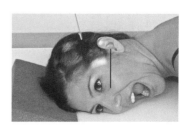

图 8.50　张口位。CR 向外侧倾斜 15°，并向足侧倾斜 15°。

- 调整下颏,使 IOML 垂直于 IR 的前缘。
- 颅骨的侧面(正中矢状面)向 IR 旋转 15°,无倾斜,IPL 垂直于 IR。
- 在相同的位置进行张口位曝光。

中心线:CR 向足侧倾斜 15°,在外耳道上 4cm 处射入。

SID:100cm。

准直:四边准直至兴趣区,包括软组织边缘。

呼吸:曝光时屏气。

kVp 范围:75~85

体型	cm	kVp	mA	时间	mAs	SID	曝光指数
小型							
中型							
大型							

轴侧位:颞下颌关节

Schuller 位

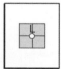

警告:对于可能骨折的患者,不应尝试张口位。双侧成像,以便对张口位和闭口位进行比较。

- 18cm×24cm,竖放。
- 采用滤线栅。

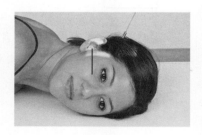

图 8.51　闭口位。

体位

● 患者坐位或半卧位,患侧在下。

● 将头部调整到标准侧位,并根据患者的舒适程度,倾斜移动患者的身体。

● IPL 与 IR 垂直。

● 正中矢状面与摄影台/成像设备表面平行。

● IOML 垂直于 IR 的前缘。

● 张口位曝光应在相同的位置进行。

中心线:CR 向足侧倾斜 25°~30°,并从外耳道上方 5cm 和外耳道前方 1~2cm 处射入。

SID:100cm。

准直:四边准直至兴趣区,包括软组织边缘。

呼吸:曝光时屏气。

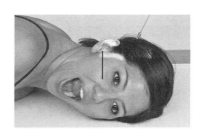

图 8.52　张口位——CR 向足侧倾斜 25°,旋转 0°。

kVp 范围:75~85

体型	cm	kVp	mA	时间	mAs	SID	曝光指数
小型							
中型							
大型							

轴侧斜位(改良 Law 位)和轴侧位(Schuller 位):颞下颌关节评价标准

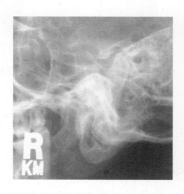

图 8.53　轴侧斜位,闭口位。颞下颌关节下方显示在关节窝内(改良 Law 位)。

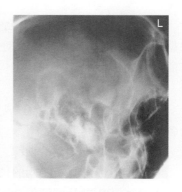

图 8.54　轴侧位摄影,张口位。颞下颌关节的髁状突移至关节窝前缘(Schuller 位)。

　　注意:常规体位要求改良 Law 位的张口位和闭口位,或 Schuller 位的张口位和闭口位。

解剖显示

* 改良 Law 位:颞下颌关节和关节窝的双侧功能检查。
* Schuller 位:颞下颌关节和关节窝的双侧功能检查。

体位

　　* 改良 Law 位:在张口位和闭口位都可以无遮挡地显示颞下颌关节(图 8.53 仅显示闭口位)。
　　* Schuller 位:在张口位和闭口位都可以无遮挡地显示颞下颌关节;髁状突拉长(图 8.54 仅显示张口位)。

曝光

- 最佳密度(亮度)和对比度,可显示颞下颌关节和下颌窝;无移动。
- 骨边缘清晰。

侧位:鼻窦

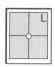

要求 CR 水平方向,且身体直立,以显示气-液平面。

- 18cm×24cm,竖放。
- 采用滤线栅。
- 不推荐采用 AEC。

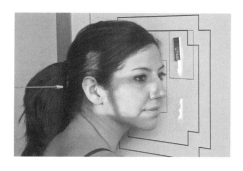

图 8.55 直立侧位。

体位

- 移除患者头部所有金属、塑料或其他可移除饰物。
- 患者应直立,面朝 IR;将头部转向标准侧位,根据患者的舒适程度,倾斜移动身体,使兴趣区一侧紧贴 IR。
- 调整下颏,使 IOML 与 IR 的前缘垂直。
- 无旋转;正中矢状面与 IR 平行,IPL 与 IR 垂直。
- CR 对准 IR 中点射入。

中心线:CR 水平,对准外眦与外耳孔道的中点。

SID:100cm。

准直:四边准直至兴趣区,包括软组织边缘。

呼吸:曝光时屏气。

kVp 范围:75~85

体型	cm	kVp	mA	时间	mAs	SID	曝光指数
小型							
中型							
大型							

后前位:鼻窦

改良后前位——Caldwell 位

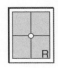

　　要求身体直立,且 CR 水平方向,以显示气-液平面。

　　● 18cm × 24cm,竖放。

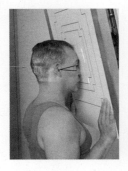
图 8.56　后前 Caldwell 位(如 IR 支架可倾斜)。

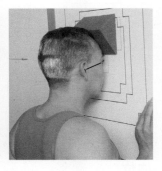
图 8.57　改良 Caldwell 位(如 IR 支架不能倾斜)。

　　● 采用滤线栅。

　　● 不推荐采用 AEC。

体位

　　后前 Caldwell 位

　　● 移除患者头颈部所有金属或塑料饰物。

　　● 患者坐位,鼻骨和前额紧贴直立成像设备或摄影台,颈部伸展,使 OML 与水平面成 15°。

　　● CR 对准 IR 中点(鼻根),无旋转。

改良后前 Caldwell 位

- 头部向后倾斜,使 OML 与水平面成 15°。

中心线:CR 水平方向(平行于地面),从鼻根射出。

SID:100cm。

准直:四边准直至兴趣区,包括软组织边缘。

呼吸:曝光时屏气。

kVp 范围:75~85

体型	cm	kVp	mA	时间	mAs	SID	曝光指数
小型							
中型							
大型							

侧位和后前位(改良 Caldwell 位):鼻窦评价标准

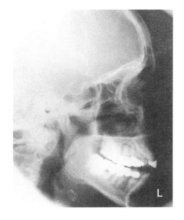

图 8.58　鼻窦侧位。

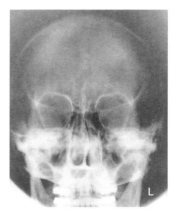

图 8.59　鼻窦后前轴位(Caldwell 位)。

解剖显示

- 侧位：显示所有鼻窦。
- 后前 Caldwell 位：显示额窦和前组筛窦。

体位

- 侧位：无旋转或倾斜；蝶骨大翼、蝶窦、眶顶和蝶鞍均有重叠。
- 后前 Caldwell 位：眼眶下 1/3 处的岩嵴；无旋转；两侧眼眶与颅侧缘等距。

曝光

- 最佳密度(亮度)和对比度，可见鼻窦；无移动。
- 骨边缘清晰，可见软组织细节。

顶颏位：鼻窦

Waters 位

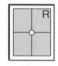

要求身体直立，且 CR 水平方向射入，以显示气-液平面。

- 18cm×24cm 或 24cm×30cm，竖放。
- 采用滤线栅。
- 不推荐采用 AEC。

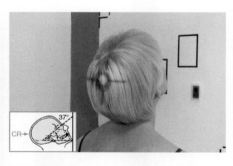

图 8.60　后前直立 Waters 位，MML 垂直于 IR，CR 水平方向。

体位

- 移除患者头颈部所有金属或塑料饰物。
- 患者应坐位,下颏和鼻骨紧贴摄影台/直立成像设备表面。
- 调整 MML,使之垂直于 IR(OML 与 IR 成 37°)。
- 无旋转;正中矢状面垂直于 IR。
- CR 对准 IR 中点。

可选张口位

- 患者张口,以便通过开口更好地观察蝶窦。

中心线:CR 水平方向,与 IR 垂直,从鼻棘射出。

SID:100cm。

准直:四边准直至兴趣区,包括软组织边缘。

呼吸:曝光时屏气。

kVp 范围:75~85

体型	cm	kVp	mA	时间	mAs	SID	曝光指数
小型							
中型							
大型							

颏顶位:鼻窦

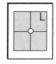

要求身体直立,且 CR 水平方向,以显示气-液平面。

- 18cm×24cm 或 24×30cm,竖放。
- 采用滤线栅。
- 不推荐采用 AEC。

体位

● 移除患者头颈部所有金属或塑料饰物。

● 患者坐位,向后靠在椅子上。

● 抬起下颏,如有可能,颈部过伸,直到 IOML 与摄影台/直立成像设备表面平行。

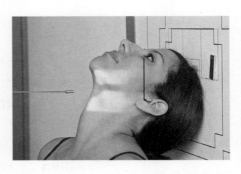

图 8.61 　鼻窦颏顶位——CR 垂直于听眶线和 IR。

● 用颅顶部支撑头部。

● 正中矢状面垂直于滤线栅中线;确保无旋转或倾斜。

● CR 对准 IR 中点。

中心线:CR 水平方向,且与 IOML 垂直,对准下颌联合下方 4~5cm 处的下颌角中点射入。

SID:100cm。

准直:四边准直至兴趣区,包括软组织边缘。

呼吸:曝光时屏气。

kVp 范围:75~85

体型	cm	kVp	mA	时间	mAs	SID	曝光指数
小型							
中型							
大型							

顶颏位(Waters 位)和颏顶位:鼻窦评价标准

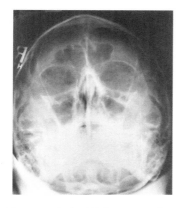

图 8.62　鼻窦后前位(Waters 位)。

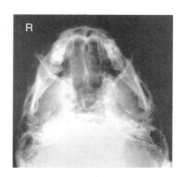

图 8.63　鼻窦颏顶位。

解剖显示

　　Waters 位:上颌窦视野无遮挡。

　　颏顶位:蝶窦、上颌窦和筛窦的视野无遮挡。

体位

　　• Waters 位:岩嵴刚好位于上颌窦底部的下方;无旋转;两侧眼眶与颅侧缘等距。

　　• 颏顶位:下颌骨髁状突在岩骨前方;无转动或倾斜;岩锥对称,且两侧下颌边缘与颅侧缘等距。

曝光

　　• 最佳密度(亮度)和对比度,可见鼻窦;无移动。

　　• 骨边缘清晰,可见软组织细节。

　　　　　　　(徐明　王骏　高晓龙　李蒙　陈莉平　王怀成　译)

第 **9** 章　腹部和常用对比剂

屏蔽与定位标志

屏蔽

必须屏蔽所有兴趣区外的辐射敏感组织。

性腺屏蔽

男性：推荐对所有育龄男性使用性腺屏蔽。屏蔽上缘置于耻骨联合，除非其遮挡重要的解剖结构。

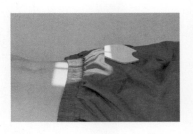

图 9.1　男性性腺屏蔽（屏蔽的顶部位于耻骨联合）。

女性：屏蔽不应遮挡重要解剖结构（屏蔽对儿童尤为重要），卵巢的性腺屏蔽可用于所有女性的腹部检查。

妊娠

在妊娠期间，如果没有放射科医师或临床医师的特殊指示，不应对骨盆部位进行 X 线摄影曝光检查。

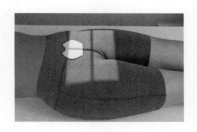

图 9.2　女性卵巢屏蔽（屏蔽的顶部位于或稍高于 ASIS，下缘至耻骨联合上方）。

体表定位标志

腹部边界和腹内器官从外部是不可见的。检查者必须依靠触诊某些骨性标志来确定特定器官的位置。腹部有 7 个标志。包括剑突（T9/T10 水平）、肋下缘（L2/L3 水平）、髂嵴（L4/L5 椎间隙水平）、髂前上棘、大转子、耻骨联合、坐骨结节。

注意：触诊必须轻柔，因为患者的腹部和骨盆内可能有疼痛或敏感部位。此外，在开始触诊之前，要让患者了解触诊的目的。

钡剂分布和体位

　　胃和大肠内的气-钡分布随体位的变化而变化。通过了解这些分布模式,可以确定拍摄图像时的人体位置。空气总是上升到最高水平,而沉重的钡则沉降到最低水平(气体是黑色的,钡是白色的)。

胃

　　胃底部更靠后,因此,在仰卧位时,胃底是胃的最低部位,并充满了钡。

　　在俯卧位和直立时,胃底将充满气体,如图所示,在直立的位置显示气体-钡剂线。

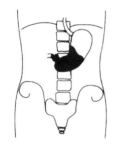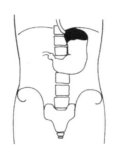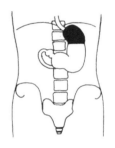

图 9.3　仰卧位(胃底有钡)。

图 9.4　俯卧位(胃体及幽门有钡)。

图 9.5　直立(钡剂-气体水平线)。钡剂=白色,气体=黑色。

大肠

升结肠和降结肠位置较靠后,因此仰卧位时这些部位会充盈钡剂(白色),俯卧位时将会充满气体(黑色)。

注意:这种钡气分离一般仅发生在钡–气双对比检查中。

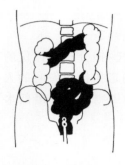

图 9.6　仰卧位。

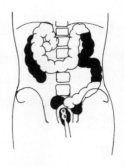

图 9.7　俯卧位。

当患者处于直立位时,可显示气–液平,即空气会上升到大肠各部位最高的位置,如图所示。

侧卧位(图中没有显示)也可以显示气–液平,且气体再次上升到最高位置。

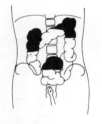

图 9.8　直立。

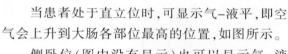

急腹症系列

腹部三位图:

- 仰卧前后位[肾、输尿管、膀胱(KUB)]。
- 直立前后位。
- 胸部后前位。

腹部双位图:

- 仰卧前后位(KUB)。
- 左侧卧位。

前后仰卧位:腹部(成人)

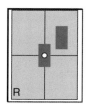

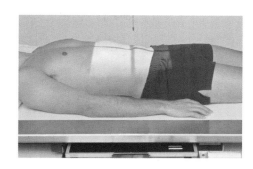

图 9.9 腹部 KUB。

- 35cm×43cm,竖放。
- 采用滤线栅。

体位

- 患者仰卧,双下肢伸直,双臂置于两侧。
- 正中矢状面应与检查床或 IR 的中线一致,并置于中心。
- 确保无旋转(两侧 ASIS 与台面等距)。
- IR 中心应位于髂嵴水平,下缘位于耻骨联合[对于超力型(矮胖型)患者可将 IR 横放,且第二次 IR 中心定位更高]。

中心线:CR 垂直于 IR 中心(髂嵴水平)。

SID:100cm。

准直:四边准直至兴趣区,包括软组织边缘。

呼吸:呼气末曝光。

kVp 范围:70~85

体型	cm	kVp	mA	时间	mAs	SID	曝光指数
小型							
中型							
大型							

前后直立位:腹部

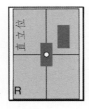

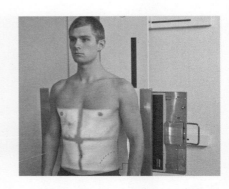

- 35cm×43cm,竖放。
- 采用滤线栅。
- 立位标记物。
- 如果患者步行或坐轮

图 9.10　前后直立位(包括横膈)。

椅,身体处于直立位,则拍摄腹部立位片。
- 患者应直立至少 5 分钟;在曝光前 10~20 分钟可显示少量的腹腔内气体。
- 标记:包括在 IR 上直立的标记。

体位

- 患者应直立,背部紧贴摄影台面或直立的 IR 设备,手臂置于两侧。
- 正中矢状面应与中线一致。
- 确保无旋转。
- IR 中心应在髂嵴上方约 5cm,以包括膈肌。

中心线:CR 水平摄影,至 IR 中心(髂嵴上方 5cm)射入。

SID:100cm。

准直:四边准直至兴趣区,包括软组织边缘。

呼吸:呼气末曝光。

kVp 范围:70~85

体型	cm	kVp	mA	时间	mAs	SID	曝光指数
小型							
中型							
大型							

仰卧位和前后直立位:腹部评价标准

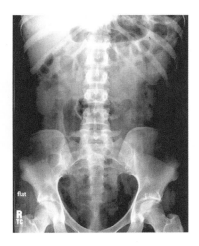

图 9.11　前后位 KUB。

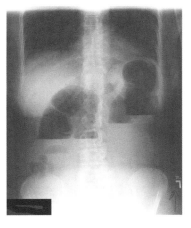

图 9.12　前后直立位。

解剖显示

- 前后仰卧位:显示肝、脾、肾、腰大肌、充气的胃、肠段和耻骨联合轮廓,以确保膀胱尿路部位可见。
- 前后直立位:显示充满气的胃和环形肠袢,以及此处存在的气-液平。
- 包括两侧膈肌和尽可能多的下腹部。

体位

- 仰卧与前后直立位:无旋转;对称的髂翼和肋下缘。

曝光

- 最佳密度(亮度)和对比度,以对比显示腰大肌和腰椎横突;无移动。
- 如存在,则可见气-液平。
- 对于体型匀称的患者,可见肝缘和肾影。

侧卧位(前后位):腹部

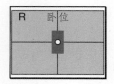

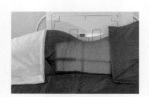

图 9.13　左侧卧位(前后位)。

- 35cm×43cm,横放。
- 采用滤线栅。
- 标记:卧位标记表示"上"面。曝光前患者应侧卧至少 5 分钟;建议时间为 10~20 分钟。
- 左侧卧位可最佳显示右上腹部肝区远离胃泡的游离腹腔气体。

体位

- 患者应侧卧在射线可透过的平板上,紧贴摄影台面或垂直滤线栅器件(平车上的轮子应锁住,以免离开摄影台)。
- 患者应位于坚硬的平面上,如将背板置于被单下,以防下垂及解剖截断。
- 膝关节部分屈曲,手臂向上靠近头部。

- 调整患者和担架,使 IR 和 CR 中心位于髂嵴(包括膈肌)水平上方约 5cm 处。
- 调整 IR 高度,以确保包括上腹可能出现的游离气体。

中心线:CR 水平摄影,至 IR 中心,髂嵴水平上方约 5cm;水平摄影显示气–液平和腹腔内可能存在的游离气体。

SID:100cm。

准直:四边准直至兴趣区,包括软组织边缘。

呼吸:呼气末曝光。

kVp 范围:70~85

体型	cm	kVp	mA	时间	mAs	SID	曝光指数
小型							
中型							
大型							

背侧卧位(侧面):腹部

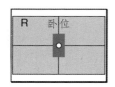

- 35cm×43cm,横放。
- 采用滤线栅。
- 包括卧位标记。

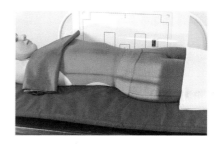

图 9.14　背侧卧位(右侧)。

体位

- 患者应仰卧(使用卧位板或托架抬高后腹部),侧靠检查台,双臂举过头顶。

- 固定担架(锁轮)。
- 将 IR 中心、检查台和 CR 置于髂嵴水平(髂嵴上方 5cm,包括膈肌)。
- 调整 IR 高度,使正中冠状面与 IR 中线一致。

中心线:CR 水平摄影,至 IR 中心,位于髂嵴和髂嵴上方 5cm,包括膈肌。

SID:100cm。

准直:四边准直至兴趣区,包括软组织边缘。

呼吸:呼气末曝光。

kVp 范围:70~85

体型	cm	kVp	mA	时间	mAs	SID	曝光指数
小型							
中型							
大型							

侧卧位和背侧卧位:腹部评价标准

解剖显示

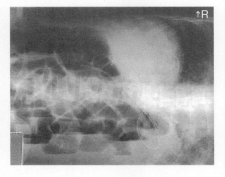

图 9.15　侧卧位。

- 侧卧位:腹部可见,包括充满气体的胃和肠道, 以及上部横膈。
- 背侧卧位:腹部可见,包括上部横膈。

体位

- 侧卧位:无旋转;髂翼对称,脊柱伸直。

- 背侧卧位:无旋转;髂骨翼及横膈对称,椎间隙和椎体应可见。

曝光

- 最佳密度(亮度)和对比度,可显示软组织结构和腰椎;无移动。
- 对于体型匀称的患者,显示软组织结构和腹腔内气体。

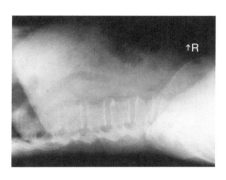

图 9.16　背侧卧位。

前后仰卧位:腹部(儿科)

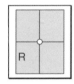

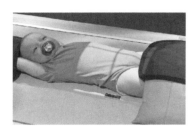

图 9.17　儿童腹部前后位(KUB)。

- IR 的大小取决于患儿体型的大小,竖放。
- 肢体厚度>10cm,采用滤线栅;肢体厚度<10cm,仅用 IR。
- 尽可能短的曝光时间。

体位(婴儿)

- 患儿仰卧位;必要时进行固定。
- 将 CR 置于 IR 中心。
- 屏蔽兴趣区以外的辐射敏感组织。

家长协助:仅在必要时请求家长协助。提供铅围裙和铅手套,让家长用一只手将患者的手臂举过头顶,用另一只手按住患儿的下肢,防止旋转。

中心线

- 1 岁以下儿童：CR 置于脐上 2.5cm。
- 1 岁以上儿童：CR 置于髂嵴水平。

最小 SID：100cm。

准直：四边准直至兴趣区，包括软组织边缘。

呼吸：呼气时或腹部运动最少时曝光。如患儿哭泣，则在充分呼气时曝光。

kVp 范围：60~75

体型	cm	kVp	mA	Time	mAs	SID	曝光指数
小型							
中型							
大型							

前后直立位：腹部(儿科)

- IR 的大小取决于患儿体型的大小，竖放。
- 肢体厚度>10cm，采用滤线栅；肢体厚度<10cm，仅采用 IR。
- 尽可能短的曝光时间。

体位

- 患儿应直立或坐位，双下肢通过开口(采用"O 型小猪笼"儿童固定器时)。

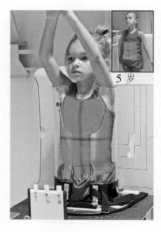

图 9.18　采用"O 型小猪笼"儿童固定器。

• 手臂应置于头顶,夹紧固定身体两侧(采用"O 型小猪笼"儿童固定器时)。

• 将铅屏蔽置于耻骨联合水平;将 CR 置于 IR 中心。

家长协助:仅在必要时请求家长协助。让家长用一只手将患儿双臂举过头顶,另一只手固定患儿下肢,以防骨盆或胸部的旋转(提供铅围裙和铅手套)。

中心线

• 1 岁以下儿童:CR 置于脐上 2.5cm。

• 1 岁以上儿童:CR 置于髂嵴水平上方 2.5~5cm(视儿童身高而定)。

最小 SID:100cm。

准直:四边准直至兴趣区,包括软组织边缘。

呼吸:呼气时或腹部运动最少时曝光。

kVp 范围:60~75

体型	cm	kVp	mA	时间	mAs	SID	曝光指数
小型							
中型							
大型							

前后仰卧位和直立前后位:腹部(儿科)评价标准

解剖显示

• 前后仰卧位和直立前后位:如果膨胀的腹部没有被过多的液体遮盖,则显示全部腹部内容物,包括气体、气-液平和软组织。

体位

• 前后仰卧位和直立前后位:如果可能,包括膈肌至耻骨联合;无旋转。

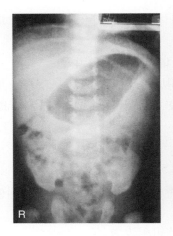
图 9.19　仰卧腹部前后位。

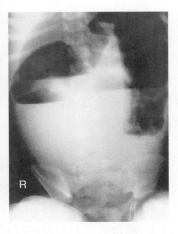
图 9.20　直立腹部前后位。

曝光

- 最佳密度(亮度)和对比度,可见软组织结构和骨骼结构;无移动。

右前斜位:食管钡餐造影

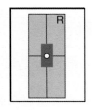

- 35cm×43cm,竖放。
- 采用滤线栅。

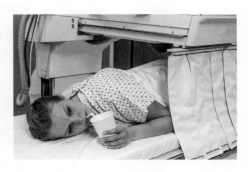
图 9.21　食管(吞咽钡剂)右前斜 35°~40°。

体位

- 患者应侧卧位(首选)或直立。

- 在右侧从俯卧位旋转身体 35°~40°,右臂在下,左臂在上;左手握住钡杯,口含吸管。
- 将胸腔中心对准 IR 或检查台的中线。
- IR 的顶部应置于肩上方约 5cm。

中心线:CR 在 T6 水平垂直于 IR 中心(颈静脉切迹下方 5~8cm)。

SID:100cm。

准直:四边准直(宽度 12~15cm),包括软组织边缘。

呼吸:采用稀钡,吞咽时曝光(吞咽 3~4 次后)。采用浓钡时,吞咽后立即曝光。患者通常在吞咽后不能立即呼吸。

kVp 范围:110~125

体型	cm	kVp	mA	时间	mAs	SID	曝光指数
小型							
中型							
大型							

侧位:食管钡餐造影

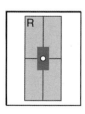

- 35cm×43cm,竖放。
- 采用滤线栅。

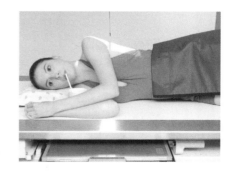

图 9.22　右侧食管造影(吞咽钡剂)。

体位

- 患者应侧卧位(首选)或直立。
- 采用右侧卧位,右臂和肩向前上方(手持钡杯)。

- 正中冠状面与 IR 或检查床的中线一致。
- IR 的顶部应置于肩上方约 5cm。

中心线:CR 位于 T6 水平,并垂直于 IR 中心(颈静脉切迹下方 5~8cm)。

SID:100cm;站立位 180cm。

准直:沿两侧准直,宽度 12~15cm。

呼吸:采用稀钡,患者吞咽时(吞咽 3~4 次后)曝光。采用浓钡时,患者吞咽后立即曝光。患者通常在吞咽后不能立即呼吸。

kVp 范围:110~125

体型	cm	kVp	mA	时间	mAs	SID	曝光指数
小型							
中型							
大型							

右前斜位和侧位:食管钡餐造影评价标准

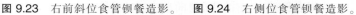

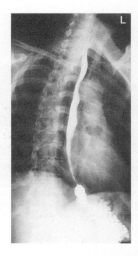
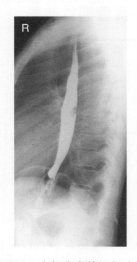

图 9.23　右前斜位食管钡餐造影。　图 9.24　右侧位食管钡餐造影。

解剖显示

- 右前斜位:脊柱与心脏之间可见食管
- 侧位:胸椎和心脏之间可见整个食管。

体位

- 右前斜位:整个食管充满对比剂,且不与脊柱重叠。
- 侧位:无旋转;后肋骨重叠,整个食管充盈对比剂。

曝光

- 最佳密度(亮度)和对比度,显示充满对比剂的食管边界;无移动。
- 结构边缘清晰。

前后位(后前位):食管钡餐造影

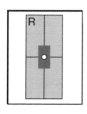

- 35cm×43cm,竖放。
- 采用滤线栅。

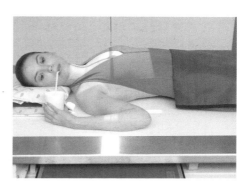

图 9.25　前后位食管造影(吞咽钡剂)。

体位

- 患者应直立或仰卧,
首选仰卧位(如直立可行后前位)。
- 患者双臂靠近头部,肘部屈曲交叠。
- 正中冠状面与 IR 或检查床的中线一致。

- 肩和臀部处于标准的侧位。
- IR 的顶部应置于肩上方约 5cm。
- 左臂置于一侧,右手持钡杯,口含吸管。

中心线:CR 位于 T6 水平,并垂直于 IR 中心(颈静脉切迹下方 5~8cm)。

SID:100cm;站立位 180cm。

准直:沿两侧准直,宽度 12~15cm。

呼吸:采用稀钡时,患者吞咽时(吞咽 3~4 次后)曝光。采用浓钡时,患者吞咽后立即曝光。

kVp 范围:110~125

体型	cm	kVp	mA	时间	mAs	SID	曝光指数
小型							
中型							
大型							

右前斜位:上消化道造影(胃)

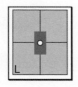

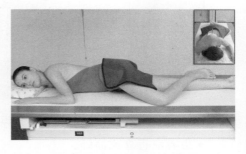

- 24cm×30cm,竖放。
- 采用滤线栅。

图 9.26　右前斜 40°~70°,上消化道造影(胃)。

体位

- 患者应半俯卧位。从俯卧位旋转 40°~70°,身体右前方紧贴 IR

或检查台[超力型(矮胖型)患者常需更多的旋转,而无力型(瘦长型)患者则旋转较少]。

- 患者右臂在下,左臂肘部屈曲,紧贴患者头部;左髋和膝部分屈曲。

- CR 对准患者中心。

中心线:CR 垂直于 IR。

正力型(匀称型)患者:中心对准十二指肠球部,位于肋骨下缘上方 2.5~5cm 的 L1 水平,脊柱与左上腹部外缘之间,由俯卧倾斜 45°~55°。

超力型(矮胖型)患者:中心位于 L1 水平上方 5cm,接近中线,约倾斜 70°。

无力型(瘦长型)患者:中心对准 L1 水平下方约 5cm,约倾斜 40°。

SID:100cm。

准直:四边准直至兴趣区,包括软组织边缘。

呼吸:呼气末曝光。

kVp 范围:110~125kVp
　　　　90~100kVp(双重对比检查)
　　　　80~90kVp(水溶性对比剂)

体型	cm	kVp	mA	时间	mAs	SID	曝光指数
小型							
中型							
大型							

后前位:上消化道造影(胃)

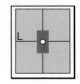

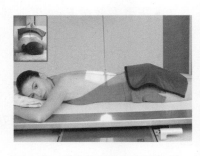

- 35cm×43cm 或 24cm×30cm,
竖放。
- 采用滤线栅。

图 9.27　后前位上消化道造影(胃)。

体位

- 患者俯卧,双手抬起置于头旁。
- CR 与正中矢状面和 IR 中线一致。

中心线:CR 垂直射入中心,中心位置如下。

正力型(匀称型)患者:中心对准 L1 水平及脊柱左侧约 2.5cm,幽门及十二指肠球部。

超力型(矮胖型)患者:中心对准 L1 水平上方 5cm,近中线处。

无力型(瘦长型)患者:中心对准 T1 水平下方约 5cm,近中线处。

SID:100cm。

准直:四边准直至兴趣区,包括软组织边缘。

呼吸:呼气末曝光。

kVp 范围:110~125kVp

　　　　　90~100kVp(双重对比检查)

　　　　　80~90kVp(水溶性对比剂)

体型	cm	kVp	mA	时间	mAs	SID	曝光指数
小型							
中型							
大型							

后前位和右前斜位:上消化道造影(胃)评价标准

解剖显示

- 后前位:显示整个胃及十二指肠。
- 右前斜位:显示整个胃和十二指肠 C 环。

体位

- 后前位:以胃体和幽门为中心,钡剂充盈。
- 右前斜位:幽门和十二指肠球部轮廓,钡剂充盈。

曝光

- 最佳密度(亮度)和对比度,使胃皱襞可见,而不过度曝光其他结构;无移动。
- 结构边缘清晰。

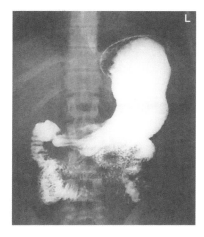

图 9.28　后前位。

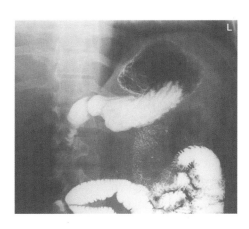

图 9.29　右前斜位。

右侧卧位:上消化道造影(胃)

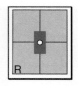

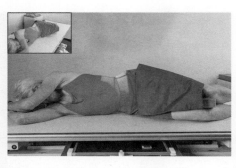

- 24cm×30cm,竖放。
- 采用滤线栅。

体位

图 9.30　右侧卧位上消化道造影(胃)。

- 患者应右侧卧位,双臂向上,髋和膝部分屈曲。
- CR 对准患者及 IR 中心。

中心线:CR 垂直于 IR。

正力型(匀称型)患者:中心对准十二指肠球部,位于 L1 水平与正中冠状面前方 2.5~4cm 处(在椎骨前缘和前腹部的中线附近)。

超力型(矮胖型)患者:中心对准 L1 水平上方约 5cm。

无力型(瘦长型)患者:中心对准 L1 水平下方约 5cm。

SID:100cm。

准直:四边准直至兴趣区,包括软组织边缘。

呼吸:呼气末曝光。

kVp 范围:110~125kVp

　　　　　90~100kVp(双重对比检查)

　　　　　80~90kVp(水溶性对比剂)

体型	cm	kVp	mA	时间	mAs	SID	曝光指数
小型							
中型							
大型							

前后位:上消化道造影(胃)

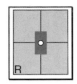

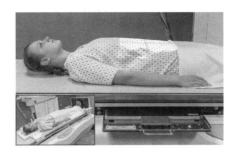

- 35cm×43cm,竖放。
- 采用滤线栅。

图 9.31 前后仰卧头低足高位,上消化道造影(胃)(头低足高位最佳显示食管裂孔疝)。

体位

- 患者仰卧位,手臂置于身体两侧。
- CR 与正中矢状面和 IR 中心一致。

中心线:CR 垂直于 IR,经正中矢状面左侧 2.5~5cm 处射入。

正力型(匀称型)患者:中心对准 L1 水平(剑突与肋下缘连线中点),腹部中线与左侧缘之间射入。

超力型(矮胖型)患者:中心对准 L1 水平上方约 5cm。

无力型(瘦长型)患者:中心对准 L1 水平下方约 5cm,靠近中线。

SID:100cm。

准直:四边准直至兴趣区,包括软组织边缘。

呼吸:呼气末曝光。

kVp 范围:110~125kVp
90~100kVp(双重对比检查)
80~90kVp(水溶性对比剂)

体型	cm	kVp	mA	时间	mAs	SID	曝光指数
小型							
中型							
大型							

侧位和前后位:上消化道造影评价标准

解剖显示

- 右侧位:可见整个胃、十二指肠和胃后间隙。
- 前后位:可见整个胃及十二指肠 C 环;膈肌包括食管裂孔疝。

体位

- 右侧位:可见幽门和十二指肠 C 环;无旋转;椎体序列清晰。
- 前后位:胃底为中心,钡剂充盈。

曝光

- 最佳密度(亮度)和对比度,可见胃褶皱,而不过度曝光其他结构;无移动。
- 结构边缘清晰。

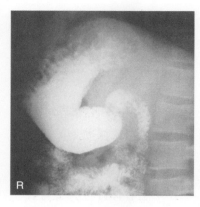

图 9.32　右侧位上消化道造影。

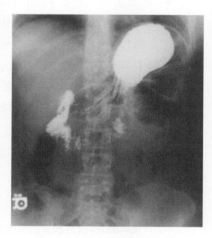

图 9.33　前后位上消化道造影。

左后斜位:上消化道造影(胃)

- 24cm×30cm,竖放。
- 采用滤线栅。

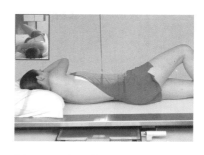

图 9.34　左后斜 30°~60°,上消化道造影(胃)。

体位

- 患者应仰卧,身体旋转至左后斜位(0°~60°倾斜 *),左侧在下;右膝部分屈曲。
- 左臂伸直,将右臂举过胸前,抓住检查台作为支撑。
- CR 对准患者及 IR 中心。

中心线:CR 垂直于 IR,并经腹部左半侧中心射入。

正力型(匀称型)患者:中心对准 L1(剑突与肋下缘连线中点),身体中线与腹左侧缘之间,身体倾斜 45°。

超力型(矮胖型)患者:中心位于 L1 上方约 5cm,身体倾斜 60°。

无力型(瘦长型)患者:中心位于 L1 下方 5cm,近中线,身体倾斜 30°。

SID:100cm。

准直:四边准直至兴趣区,包括软组织边缘。

呼吸:呼气末曝光。

* 超力型(矮胖型)患者可为 60°以上,无力型(瘦长型)可为 30°。

kVp 范围:110~125kVp

　　　　　90~100kVp(双重对比检查)

　　　　　80~90kVp(水溶性对比剂)

体型	cm	kVp	mA	时间	mAs	SID	曝光指数
小型							
中型							
大型							

左后斜位:上消化道造影(胃)评价标准

解剖显示

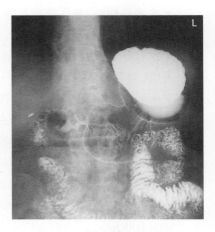

　　• 显示整个胃和十二指肠;十二指肠球部无遮挡。

体位

　　• 胃底充满钡剂;双侧对比检查,可见十二指肠球部气体充盈。

　　• 显示十二指肠球部轮廓。

曝光

图 9.35　左后斜位上消化道造影。

　　• 最佳密度(亮度)和对比度,使胃皱襞可见,而其他结构无过度曝光;无移动。

　　• 结构和胃器官边缘清晰。

前后位(后前位):小肠

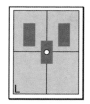

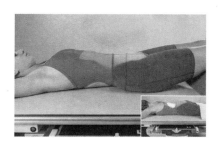

常规为间隔 15min 或 30min 成像一次,直到钡剂到达回盲瓣。

图 9.36 前后位(后前位)小肠(15min 或 30min)。

- 35cm×43cm,竖放。
- 采用滤线栅。
- 图像上可显示时间。

体位

- 患者首选俯卧位(如必要时,可拍摄前后仰卧位)。
- 正中矢状面应与检查床中线一致;无移动。
- 举高双臂置于头旁,双下肢伸直,并在踝关节下提供支撑。

中心线:CR 垂直于 IR,并对准 IR 中心,早期 IR 中心(15min 或 30min)位于髂嵴水平上方约 5cm,后期位于髂嵴水平。

SID:100cm。

准直:四边准直至兴趣区,包括软组织边缘。

呼吸:完全呼气末曝光。

注意:灌肠和插管步骤的成像系列和技术因素是相似的。

kVp 范围:110~125

体型	cm	kVp	mA	时间	mAs	SID	曝光指数
小型							
中型							
大型							

后前位(前后位):钡灌肠

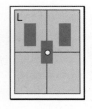

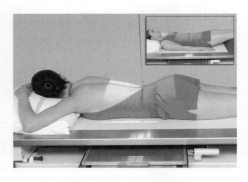

- 35cm×43cm,竖放。
- 采用滤线栅。

体位

图 9.37　后前位钡灌肠。

- 患者应俯卧位(PA)或仰卧位(AP)。
- 患者应与检查床中线一致;无旋转。
- 中心对准 IR,并经髂嵴水平射入(见"注意")。

中心线:CR 垂直于 IR,并经髂嵴水平射入 IR 中心。

注意:对于体型较大或超力型(矮胖型)患者,如果要将整个大肠包括在照射野,可采用 2 次 IR(1 次以下腹部为中心,另 1 次以上腹部为中心)。

SID:100cm。

准直:四边准直至兴趣区,包括软组织边缘。

呼吸:完全呼气末曝光

kVp 范围:110~125kVp(单对比检查)
　　　　 90~100kVp(双重对比检查)
　　　　 80~90kVp(水溶性对比剂)

体型	cm	kVp	mA	时间	mAs	SID	曝光指数
小型							
中型							
大型							

后前位(前后位):钡灌肠评价标准

解剖显示

- 双侧对比检查时横结肠应主要在后前位充盈钡剂,在前后位充盈气体。
- 显示整个大肠,包括左结肠曲和直肠。

体位

- 横结肠在后前位主要充盈钡剂,前后位主要充盈气体。
- 无旋转;髂骨翼和腰椎应对称。

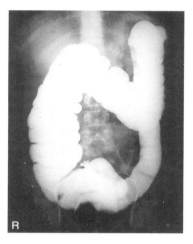

图 9.38 后前位单对比钡灌肠。

曝光

- 最佳密度(亮度)和对比度,黏膜可见,而其他结构无过度曝光;无移动。
- 结构边缘清晰。

右前斜位和左前斜位(右后斜位和左后斜位):钡灌肠

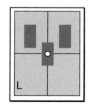

通常进行左右斜位摄影。

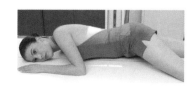

图 9.39 右前斜 35°~45°钡灌肠。

- 35cm×43cm,竖放。
- 采用滤线栅。

体位

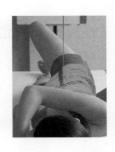

图 9.40　左后斜
35°~45°。

- 患者应半俯卧位(PA)或半仰卧位(AP),旋转 35°~45°;可以使用定位海绵以帮助上半身正确定位。
- 将腹部正中对准检查台面中线。
- IR 中心应对准髂嵴水平(包括直肠部位)。

中心线:CR 垂直于 IR 中心(髂嵴上方 2.5cm),正中矢状面左侧约 2.5cm 处射入。

注意:如果要将左结肠曲包含在内,则许多患者需第 2 次 IR,中心约升高 5cm,这对左前斜或右后斜摄影(取决于科室常规)最为重要。

SID:100cm。

准直:四边准直至兴趣区,包括软组织边缘。

呼吸:呼气时曝光。

kVp 范围:110~125kVp(单对比检查)
　　　　　90~100kVp(双重对比检查)
　　　　　80~90kVp(水溶性对比剂)

体型	cm	kVp	mA	时间	mAs	SID	曝光指数
小型							
中型							
大型							

右前斜位和左前斜位(右后斜位和左后斜位):钡灌肠评价标准

解剖显示

- 左后斜位/右前斜位:显示右侧结肠曲和升结肠与乙状结肠。
- 右后斜位/左前斜位:显示左结肠曲和降结肠。

体位

- 脊柱平行于图像边缘。
- 左后斜位/右前斜位:显示右结肠曲和升结肠轮廓。
- 右后斜位/左前斜位:显示左结肠曲和降结肠轮廓。

曝光

- 适当的技术(亮度),黏膜可见,而其他结构无过度曝光;无移动。
- 结构边缘清晰。

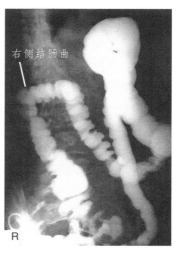

图 9.41　右前斜位(中心较高)。

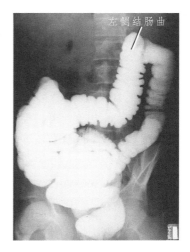

图 9.42　右后斜位。

直肠侧位(腹卧位):钡灌肠

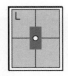

交替腹卧位摄影常用于双重对比检查。

- 24cm×30cm,竖放。
- 采用滤线栅。
- 采用补偿滤过器使腹卧位水平摄影密度更均匀。

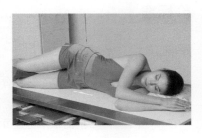

图 9.43 直肠左侧位。

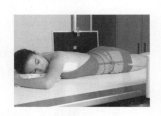

图 9.44 直肠腹卧水平侧位(交替摄影双重对比检查)。

体位

- 患者侧卧,处于标准的侧位。
- 腋中线与检查床中线一致,膝和髋部分屈曲。
- CR 对准患者及 IR 中心。

中心线:CR 垂直于 IR,并经 ASIS 水平,正中冠状面中心(ASIS 与骶骨后缘之间)射入。CR 水平摄影。

SID:100cm。

准直:四边准直至兴趣区,包括软组织边缘。

呼吸:呼气时曝光。

kVp 范围:110~125kVp(单对比检查)
　　　　　90~100kVp(双重对比检查)
　　　　　80~90kVp(水溶性对比剂)

体型	cm	kVp	mA	时间	mAs	SID	曝光指数
小型							
中型							
大型							

侧卧位(双重对比):钡灌肠

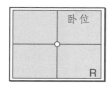

左右侧卧位常作为双重对比检查的一部分。

- 35cm×43cm,横放。
- 采用滤线栅。
- 补偿滤过器置于上腹部。

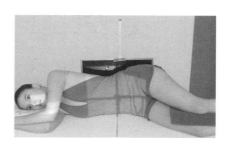

图 9.45　右侧卧位(前后位水平摄影)。

体位

- 患者侧卧,双臂向上,膝关节部分屈曲,背部紧贴 IR 或检查台面。
- 正中矢状面与 IR 中线及 CR 一致;无旋转(使用担架时锁住轮子)。
- IR 中心对准髂嵴水平。

中心线:CR 水平摄影,至 IR 中心(正中矢状面髂嵴水平)。

SID:100cm。

准直:四边准直至兴趣区,包括软组织边缘。

呼吸:完全呼气时曝光。

kVp 范围:90~100kVp(双重对比检查)

体型	cm	kVp	mA	时间	mAs	SID	曝光指数
小型							
中型							
大型							

前后(后前)轴位:钡灌肠

- 35cm×43cm,竖放。
- 采用滤线栅。

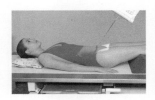

图 9.46　前后轴位,CR 向头侧倾斜 30°~45°。

体位

仰卧位(AP)或俯卧位(PA):患者与检查台中线一致。

交替斜位:左后斜或右前斜,患者倾斜 30°~40°。

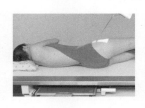

图 9.47　左后斜 35°轴位,CR 向头侧倾斜 30°~40°。

中心线:前后位,CR 向头侧倾斜 30°~40°;后前位,CR 向足侧倾斜 30°~40°。

前后轴位:CR 经 ASIS 下方 5cm 射入。

后前轴位:CR 经 ASIS 水平射入。

左后斜轴位:CR 经右侧 ASIS 下方 5cm、内侧 5cm 射入。

SID:100cm。

准直:四边准直至兴趣区,包括软组织边缘。

呼吸:完全呼气时曝光。

kVp 范围:110~125kVp(单对比检查)
　　　　　90~100kVp(双重对比检查)
　　　　　80~90kVp(水溶性对比剂)

体型	cm	kVp	mA	时间	mAs	SID	曝光指数
小型							
中型							
大型							

侧卧位和前后(后前)轴位:钡灌肠评价标准

解剖显示

• 侧卧位:显示整个大肠。

• 前后/后前轴位:乙状结肠拉长显示。

体位

• 侧卧位:骨盆和肋骨应对称,表明无旋转。

• 前后/后前轴位:直肠和乙状结肠之间重叠较少。

曝光

• 适当的技术(亮度),黏膜可见,而其他结构无过度曝光;无移动。

• 结构边缘清晰。

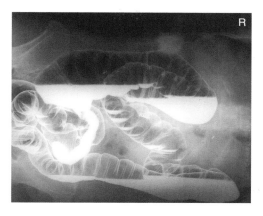

图 9.48 左侧卧位。

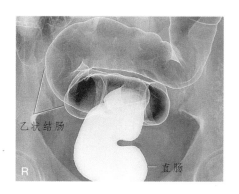

图 9.49 前后轴位。

前后位(后前位)定位及摄影序列:静脉尿路造影

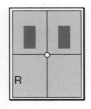

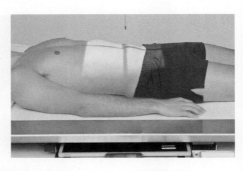

图 9.50　前后位静脉尿路造影(IVU)。

- 35cm×43cm,竖放; 35cm×43cm 用于肾体层摄影,横放。
- 采用滤线栅。
- 应用时包括时间标记。
- 注意早期图像包括肾。
- 对男性进行性腺屏蔽。

体位

- 患者应仰卧,正中矢状面应与检查台的中线一致;支撑物置于膝关节下;无旋转。
- IR 底部包括耻骨联合,但不切除肾上缘。

中心线

- CR 垂直于 IR 中心,在髂嵴水平,为显示膀胱区,对于体型较长的患者,在髂嵴上方 2.5~5cm 处拍摄第二个较小的 IR(横放),IR下缘包括耻骨联合。
- 肾 X 线照片:CR 位于剑突和髂嵴连线中点。

SID:100cm。

准直:四边准直至兴趣区,包括软组织边缘。

呼吸:完全呼气末曝光。

kVp 范围:80~85

体型	cm	kVp	mA	时间	mAs	SID	曝光指数
小型							
中型							
大型							

右后斜位与左后斜位:静脉尿路造影

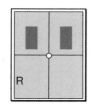

　　左后斜位、右后斜位摄影是常规的一部分。

- 35cm×43cm,竖放。
- 采用滤线栅。
- 包括时间标记。
- 对男性进行性腺屏蔽。

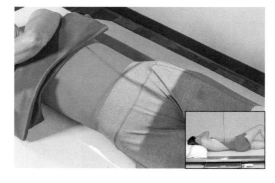

图 9.51　30°右后斜位(插图:左后斜位)。

体位

- 患者应半仰卧,向右(或左)倾斜 30°;如图所示,以屈曲并抬高的膝和肘部作为支撑(如果需要,在背部下方放置支撑物)。
- 使腹部正中与 IR 中线一致。
- 将 IR 中心置于髂嵴水平。

中心线:CR 垂直于 IR 中心,位于髂嵴水平。

SID:100cm。

准直:四边准直至兴趣区,包括软组织边缘。

呼吸:完全呼气末曝光。

kVp 范围:80~85

体型	cm	kVp	mA	时间	mAs	SID	曝光指数
小型							
中型							
大型							

前后位与右后斜位:静脉尿路造影评价标准

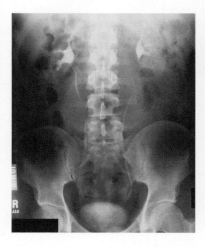

图 9.52　前后位,10min(注射对比剂后)。

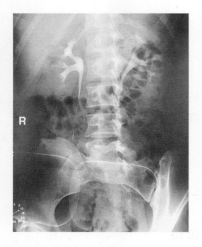

图 9.53　30°右后斜位。(From Frank ED, Long BW, Smith BJ: Merrill's atlas of radiographic positioning and procedures, ed 12, St. Louis, 2012, Elsevier.)

解剖显示

● 前后位和斜位:可见整个尿路,从肾影到耻骨联合。

体位

- 前后位：髂骨翼对称证明无旋转；包含耻骨联合及肾上缘。
- 斜位：抬高侧肾脏呈侧面像；下侧输尿管远离脊柱。

曝光

- 适当的技术(亮度)和对比度,肾脏和输尿管可见,而其他结构无过度曝光;无移动。
- 时间和侧边标记可见。

前后直立位(排尿)：静脉尿路造影

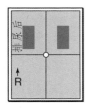

- 35cm×43cm,竖放。
- 采用滤线栅。
- 直立及排尿后标记。

体位

- 患者应直立,正中矢状面与检查
台中线一致;无旋转。

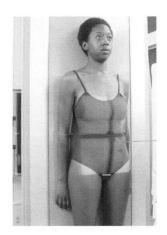

图 9.54　前后直立位(排尿后)。

- IR 中心对准髂嵴——确保包括膀胱区域及耻骨联合。
- 确保 IR 的底部包括耻骨联合。

中心线：CR 垂直于 IR 中心(髂嵴水平)或低于髂嵴约 2.5cm,包括膀胱区。

SID：100cm。

　　准直:四边准直至兴趣区,包括软组织边缘。

　　呼吸:完全呼气末曝光。

kVp 范围:80~85

体型	cm	kVp	mA	时间	mAs	SID	曝光指数
小型							
中型							
大型							

前后轴位:膀胱造影术

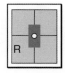

- 35cm×43cm,竖放。
- 采用滤线栅。

体位

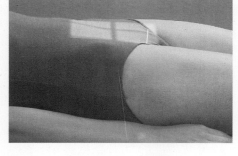

图 9.55　前后轴位,CR 向足侧倾斜 10°~15°。

- 患者仰卧,正中矢状面与检查台中线一致,下肢完全伸直。

- CR 对准 IR 中心射入。

　　中心线:CR 向足侧倾斜 10°~15°,中心位于正中矢状面,耻骨联合上方约 5cm(经耻骨下方射入,以更好地显示膀胱区域)。

　　SID:100cm。

　　准直:四边准直至兴趣区,包括软组织边缘。

　　呼吸:完全呼气末曝光。

kVp 范围:80~90

体型	cm	kVp	mA	时间	mAs	SID	曝光指数
小型							
中型							
大型							

后斜位(右后斜位/左后斜位)及可选择的侧位:膀胱造影术

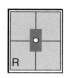

注意:由于性腺剂量高,膀胱造影常规一般不包括侧位。

- 35cm×43cm,竖放。
- 采用滤线栅。

体位

- 患者应半仰卧位,倾斜 45°~60°(倾斜 60°最佳显示后外侧的膀胱及输尿管与膀胱的交界处)。
- 屈曲并抬高一侧的手臂和下肢,以支撑身体。
- CR 对准患者及 IR 中心射入。

中心线:CR 垂直于 IR,对准耻骨联合上方约 5cm,距抬高的 ASIS 内侧 5cm,并向足侧倾斜 10°~15°(经膀胱下方的耻骨联合射入)。

SID:100cm。

准直:四边准直至兴趣区,包括软组织边缘。

呼吸:呼气时曝光。

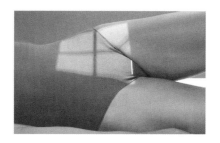

图 9.56　右后斜位 45°。

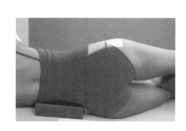

图 9.57　可选侧位,CR 垂直于耻骨联合后上方 5cm 处。

kVp 范围:80~90

体型	cm	kVp	mA	时间	mAs	SID	曝光指数
小型							
中型							
大型							

前后位和后斜位:膀胱造影术评价标准

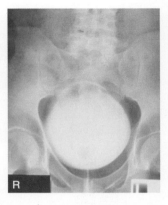 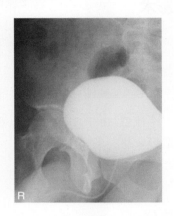

图 9.58　前后轴位,向足侧倾斜 10°~15°。　　图 9.59　45°后斜位。

解剖显示

- 前后轴位和斜位:显示输尿管远端、膀胱和尿道近端。

体位

- 前后轴位:膀胱尿路不与耻骨联合重叠。
- 斜位:膀胱尿路不与部分屈曲的下肢重叠。

曝光

- 适当的技术(亮度),膀胱尿路可见,而其他结构无过度曝光;无移动。

（王玉珏　王骏　高晓龙　李蒙　陈莉平　吴虹桥　译）

第 **10** 章 移动(便携式)与 手术台摄影

创伤和移动 X 线摄影的基本原则

创伤和移动 X 线摄影必须遵守以下 3 个原则:

• 2 次摄影彼此成 90°(最小):创伤 X 线摄影通常需要进行 2 次彼此成 90°的拍摄,同时保持 CR 与 IR 一致。

● 整个解剖结构(或创伤部位)在 IR 上:创伤 X 线摄影要求图像上应包括创伤部位的所有结构,以确保没有病变被遗漏。如果在初始图像上看不到整个结构,则必须进行额外的摄影。

● 维护患者、医护工作者和公众的安全:在创伤或移动 X 线摄影检查过程中,技师必须维护患者、患者家属和其他医务人员的安全和健康。技术人员的责任是保证患者安全,以及在曝光范围附近对患者和其他人进行辐射防护。

屏蔽

● 适当时,在移动成像系列中屏蔽所有兴趣区以外的辐射敏感组织。

胸部前后位(仰卧和半直立位):移动 X 线摄影

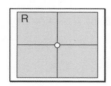

警告:如果患者可能有脊椎损伤或严重创伤,请勿尝试移动患者。

● 35cm×43cm,横放或竖放。

● 肢体厚度>10cm,采用滤线栅;肢体厚度<10cm,仅采用 IR。

体位

● 用塑料盒覆盖 IR,并将 IR 顶部置于患者肩上方约 5cm 处。

● 患者仰卧位时,如有可能,将床头抬高,使患者处于坐位或半直立位置。

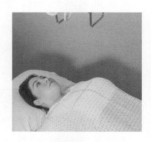

图 10.1 胸部仰卧前后位。

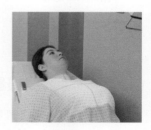

图 10.2 胸部半直立前后位。

- 确保患者无旋转。
- 如果患者情况允许,向前转动肩部,将肩胛骨移出肺野。

中心线

- CR 位于颈静脉切迹下方 8~10cm,即 T7 水平。
- CR 向足侧倾斜 3°~5°,并与 IR、胸骨(防止锁骨遮蔽肺尖)垂直。
- 如果患者只能达到半直立位,CR 必须成一定角度,以保持垂直于 IR。

SID:120~180cm;如果可能,采用更大的 SID。

呼吸:第二次完全吸气后曝光。

kVp 范围:90~125

体型	cm	kVp	mA	时间	mAs	SID	曝光指数
小型							
中型							
大型							

腹部前后仰卧位:移动 X 线摄影

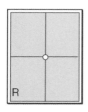

警告:如果患者可能有脊椎损伤或严重创伤,请勿尝试移动患者。

- 35cm×43cm,竖放。
- 采用滤线栅。

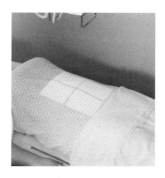

图 10.3　腹部前后仰卧位。

体位

- 用塑料盒覆盖 IR。
- IR 中心对准患者髂嵴水平。
- 如果需要,在 IR 下放置支撑物,以确保 CR 垂直于 IR(以防患者旋转和滤线栅切割)。

中心线:CR 垂直于 IR,并经髂嵴水平射入。

SID:100cm。

呼吸:呼气时曝光。

kVp 范围:70~90

体型	cm	kVp	mA	时间	mAs	SID	曝光指数
小型							
中型							
大型							

侧卧位(腹部):移动 X 线摄影

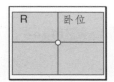

左侧位可最佳显示右上腹部的游离气体。必须包括横膈。

- 35cm×43cm,横放(解剖)。
- 采用滤线栅。
- 卧位标记。

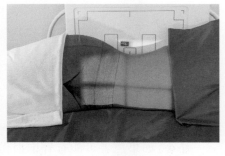

图 10.4　腹部左侧前后卧位。

体位

- 应在患者左侧(或右侧)放置支撑物,以防其陷入柔软的床中。
- IR 中心位于髂嵴水平上方 5cm 处,包括膈肌。
- 确保无旋转,CR 垂直于 IR。

中心线:CR 水平摄影,并以髂嵴上方 5cm 为中心射入。

SID:100cm。

呼吸:呼气时曝光。

注意:曝光前让患者侧卧至少 5 分钟,建议时间为 10~20 分钟。确保横膈和腹"上"侧包括在内。

kVp 范围:70~90

体型	cm	kVp	mA	时间	mAs	SID	曝光指数
小型							
中型							
大型							

前后位骨盆或髋关节:移动 X 线摄影

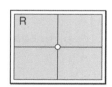

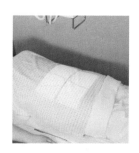

警告:如果疑似髋关节骨折,请勿尝试下肢内旋。

- 骨盆:35cm×43cm,横放。
- 仅髋关节:24cm×30cm,竖放。

图 10.5　骨盆前后位(如髋关节创伤,则下肢不能旋转)。

●采用滤线栅。

体位:骨盆

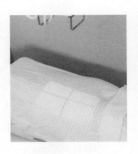

图 10.6　髋关节前后位(伴下肢旋转)。

●用塑料盒覆盖 IR，将 IR 移到患者下方,横放对准患者中心。

●将 IR 顶部置于髂嵴上方约 2.5cm 处。

●确保患者无旋转(两侧 ASIS 到 IR 等距)。

●双下肢均内旋 15°(见上文"警告")。

中心线:CR 垂直于 ASIS 与耻骨联合连线的中点。

髋关节前后位:

CR 对准 IR 及髋关节中心(在大转子水平,ASIS 内侧 5cm)。

SID:100cm。

呼吸:曝光时屏气。

kVp 范围:股骨远端　75~90kVp

　　　　股骨近端/骨盆　75~90kVp

体型	cm	kVp	mA	时间	mAs	SID	曝光指数
小型							
中型							
大型							

髋关节轴侧位(Danelius Miller 位):移动 X 线摄影

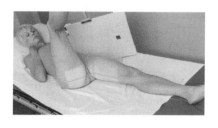

- 24cm×30cm,横放(IR 长轴与股骨长轴一致)。
- 采用滤线栅。

图 10.7　髋关节轴侧位。

体位

- 患者应仰卧位。
- 患侧髋关节下放置折叠的毛巾或支撑物。
- 将垂直滤线栅置于患侧,IR 的顶部置于髂嵴水平,滤线栅面平行于股骨颈,CR 垂直于滤线栅及 IR。
- 抬高对侧下肢(不要把下肢放在准直器或 X 线管上,因为有烧伤或触电的危险)。
- 患者下肢内旋(见上节"警告")。

中心线:CR 水平摄影,垂直于 IR 和股骨颈。

SID:100cm。

呼吸:曝光时屏气。

kVp 范围:75~90

体型	cm	kVp	mA	时间	mAs	SID	曝光指数
小型							
中型							
大型							

髋关节和股骨近端改良侧轴位(Clements–Nakayama 位):移动 X 线摄影

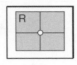

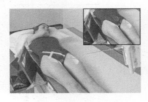

图 10.8 改良侧轴位摄影。

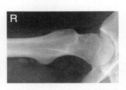

图 10.9 近端股骨侧位(改良侧轴位摄影)。

如果患者四肢活动受限,不能采用下上位摄影,则采用本方法。

- 24cm×30cm,横放。
- 采用滤线栅(CR 角度应与滤线栅一致,以防被滤线栅切割)。

体位

- 患者仰卧,患侧靠近检查台边缘,双下肢充分伸展。
- 头部置于枕头,双臂交叉于胸前。
- 保持下肢在中立(解剖学)的位置。
- 将 IR 置于延伸的滤线器托盘上,使 IR 的底部边缘置于台面下方约 5cm 处。
- 将 IR 从垂直方向倾斜约 15°,调整 IR 以确保 CR 垂直于 IR,以防滤线栅切割。
- CR 投射在 IR 中心。

中心线:根据需要,将 CR 向中外侧倾斜,使之垂直并对准股骨颈中心(从水平方向向后 15°~20°)。

SID:100cm。

kVp 范围:80~90

体型	cm	kVp	mA	时间	mAs	SID	曝光指数
小型							
中型							
大型							

腹部后前位(胆管造影):外科 C 臂机

体位和中心线

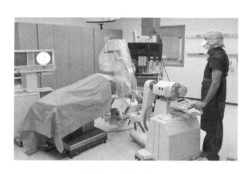

图 10.10 后前位髋关节或腹部 C 臂放置。

- 后前位摄影(患者仰卧位):影像增强器在上,X线管在下。
- 提供铅围裙或便携式屏蔽,以保护房间内所有人员。
- 照射野内保持无菌。
- 采用自动或手动曝光控制。
- 医生可通过足踏板将透视图像投影在显示器上,无须双手操作。

髋关节侧位:外科 C 臂机

体位和中心线

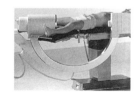

图 10.11 髋关节侧位 C 型臂(Courtesy Philips Medical System.)。

- 上下投影。
- CR 水平摄影,X 线管在上,影像增强器在下。
- 确保照射野无菌。
- 提供铅围裙或屏蔽。
- X 线球管末端为最大曝光区域;操作人员应站在 X 线管的后方。

注意:由于 X 线球管侧辐射增加,推荐设置一个由下向上的反投影。

操作记录

(王玉珏　王骏　高晓龙　陈莉平　吴虹桥　孟亚兵　译)

附录A 减少患者剂量

在 X 线摄影过程中,有 7 种常用的方法可以用来减少患者的剂量。

1.最大限度地减少重复拍片。重复拍片的一个主要原因是技师和患者之间的沟通不畅。技师必须清楚地解释操作步骤。定位不准确和技术参数的错误选择,是导致重复拍片的常见原因。与其他技师一起检查技术和定位错误,并在重复曝光前确定纠正措施。

2.使用正确的滤过。通过优先吸收低能"无用"的 X 线来过滤原发 X 线束,以减少对患者的辐射。这些 X 线主要辐射在患者的皮肤和浅表组织,对图像的形成没有帮助。

3.采用精确的准直。缩小准直,只对兴趣区进行准直,通过减小直接照射的组织体积来减少患者的剂量,同时可减少伴随的散射辐射量。技师决不能依赖阳极 X 线限制(PBL)准直器。PBL 仅对影像探测器的大小进行准直。技师需要进一步的准直,以减少对不需要检查的周围组织的照射。

4.应用屏蔽。在兴趣区之外的所有辐射敏感组织都应该被屏蔽。

5.应用特定部位的屏蔽(性腺和女性乳腺的屏蔽)。当对辐射敏感的器官,如甲状腺、乳腺和性腺处于有效 X 线中或附近时,特定部位的屏蔽是必不可少的,而且应用这种屏蔽不会干扰检查。最常见和最重要的屏蔽是性腺屏蔽,其显著降低了生殖器官的剂量。如果性腺处于原发 X 线中,正确放置性腺屏蔽可以减少 50%~90% 的性腺剂量。当性腺在原发 X 线内或附近(5cm)时,有必要进行性腺屏蔽。

6.保护胎儿。所有育龄女性在进行 X 线检查前,应进行妊娠筛查。

7.选择适合检查的摄影和曝光系数。进行摄影时(等待科室批准),应尽量减少对辐射敏感组织的剂量,如乳腺和眼睛。与前后位摄影相比,后前位摄影将显著减少这些组织的受照剂量。选择使用最高的 kVp 和最低 mAs 的曝光系数,以进一步减少患者的剂量。

　　数字成像技术中的伦理实践:数字成像的宽动态范围使其在广泛的曝光参数下可以获得可接受的图像。在评估图像质量时,技师必须确保曝光指数在推荐范围内,但不要仅依赖曝光指数值。使用能减少患者剂量的曝光参数,同时保持图像质量。任何试图用不同的算法处理图像,以纠正过度曝光的做法都是不可取的。至关重要的是,从一开始就将患者的剂量降到最低,并坚持合理使用低剂量(ALARA)原则。

　　为了将剂量保持在合理、一致的水平,推荐采取以下措施:

　　• 使用协议——对所有操作使用特定的 kVp 范围和 mAs 值。尽可能使用高 kVp。

　　• 通过查看所有图像来监测剂量。

　　• 如果某项检查的曝光指数超出了可接受的范围,请检查所有因素,包括 kVp、mAs、定位、准直和解剖。如果曝光指数值始终在可接受范围之外,请咨询主管或辐射安全管理员(RSO)。

　　• 不要采用后处理掩膜来代替曝光前的准直。准直法可以提高图像质量,并减少患者剂量。

附录B 曝光—距离转换表

	原始源像距								
新源像距	36英寸 (90cm)	40英寸 (100cm)	42英寸 (105cm)	44英寸 (110cm)	48英寸 (120cm)	60英寸 (150cm)	72英寸 (180cm)	100英寸 (255cm)	120英寸 (300cm)
30英寸(75cm)	0.7	0.6	0.5	0.5	0.4	0.3	0.2	0.1	0.1
36英寸(90cm)	1.0	0.8	0.7	0.7	0.6	0.4	0.3	0.1	0.1
40英寸(100cm)	1.2	1.0	0.9	0.8	0.7	0.4	0.3	0.2	0.1
42英寸(105cm)	1.4	1.1	1.0	0.9	0.8	0.5	0.3	0.2	0.1
44英寸(110cm)	1.5	1.2	1.1	1.0	0.8	0.5	0.4	0.2	0.1
46英寸(115cm)	1.6	1.3	1.2	1.1	0.9	0.6	0.4	0.2	0.2
48英寸(120cm)	1.8	1.4	1.3	1.2	1.0	0.6	0.4	0.2	0.2
50英寸(125cm)	1.9	1.6	1.4	1.3	1.1	0.7	0.5	0.3	0.2
55英寸(140cm)	2.3	1.9	1.7	1.6	1.3	0.8	0.6	0.3	0.2
60英寸(150cm)	2.8	2.3	2.0	1.9	1.6	1.0	0.7	0.4	0.3
72英寸(180cm)	4.0	3.2	2.9	2.7	2.3	1.4	1.0	0.5	0.4
100英寸(255cm)	7.7	6.3	5.7	5.2	4.3	2.8	1.9	1.0	0.7
120英寸(300cm)	11.1	9.0	8.2	7.4	6.3	4.0	2.8	1.4	1.0

例1：确定源像距从40英寸更改为44英寸时的mAs（查表，从40英寸转换成44英寸栏中，找到转换系数为1.2），原始mAs=8。
答：8×1.2=9.6或10mAs。

例2：胸部X线摄影中源像距为72英寸时，采用6mAs，90kVp，如果源像距减小至60英寸，在其他因素保持不变的基础上，应采用多少mAs？
答：转换系数为0.7，6mAs×0.7=4.2mAs。

附录C　石膏换算规则

当四肢有石膏固定时,可能需要增加曝光量。确定曝光补偿的推荐方法是,测量包括石膏在内的部位所增加的厚度,并相应地调整曝光系数。

该方法可以在一般情况下使用,但除了石膏增加的厚度之外,石膏材料的不同密度也会影响所需的曝光量。因此,建议使用以下的通用石膏转换指南,并同时考虑石膏材料的尺寸和类型。

增加石膏的曝光量

对于有石膏的肢体可能需要增加曝光。增加剂量取决于石膏的厚度和类型,如下表所示。

石膏转换表

石膏类型	增加曝光量[*]
中小密度石膏	5~7kVp
高密度石膏	8~10kVp
玻璃纤维	3~4kVp

[*] 为了减少患者的剂量,推荐增加 kVp 而不是 mAs。

例如:在 66kVp 和 6mAs 的条件下拍摄踝关节的前后位和侧位,显示有骨折。使用中等密度大小的石膏固定时,并选择了术后摄影,应该使用什么曝光系数?

答:73kVp,6mAs(+7 kVp)。

附录D　栅比转换表

原始栅比 (原始曝光系数)

新栅比	推荐kVp范围	不用滤线栅 <60~70	5:1或6:1 60~75	8:1 70~90	12:1 70~125(95~125)	16:1 70~125(95~125)
不用滤线栅	<60~70	1	0.33	0.25	0.20(0.17)	0.17(0.14)
5:1或6:1	60~75	3	1.00	0.75	0.60	0.50
8:1	70~90	4	1.33	1.00	0.80	0.67
12:1	70~125(95~125)	5(6)	1.67	1.25	1.00	0.83
16:1	70~125(95~125)	6(7)	2.00	1.50	1.20	1.00

此为普通滤线栅转换成基于各种滤线栅类型所推荐的kVp的转换表。使用此表以确定正确的转换系数 (乘数),并乘以该系数。

例:有关节采用12:1的滤线栅到5:1的滤线栅时,70kVp,7mAs,那么使用便携式滤线栅5:1时,mAs为多少?

答:从12:1的滤线栅到5:1,其转换系数为0.6,

7mAs×0.6=4.2mAs。

检查答案,用同样的方法从5:1的滤线栅转换成12:1时,需要增加,转换系数为1.67(4.2mAs×1.67=7mAs,即原始栅比为12:1)。

附录E　缩略语

　　以下是目前影像科比较常用的缩略语，并在本手册和第 10 版 Bontrager 教材中使用。

一般定位/解剖学术语

AC 关节	肩锁关节
AP,PA	前后位,后前位
ASIS	髂前上棘(骨盆标志)
DP,PD	背跖,跖背
LAO,RAO	左前斜位,右前斜位
LPO,RPO	左后斜位,右后斜位
SC 关节	胸锁关节
SI 关节	骶髂关节
SMV,VSM	颏顶位,顶颏位

腹部检查术语

BE	钡灌肠
CNS	中枢神经系统
CSF	脑脊液
CTC	CT 结肠成像术
ERCP	内镜逆行胰胆管造影术
GB	胆囊
GI,UGI,LGI	胃肠道,上消化道和下消化道

IVP	静脉肾盂造影(较早的术语)
IVU	静脉尿路造影(准确的术语)
KUB	肾、输尿管、膀胱(腹部摄影)
NPO	禁食
PTC	经皮肝穿刺胆管造影术
RLQ,LLQ	右下象限,左下象限
RUQ,LUQ	右上象限,左上象限
VC	仿真结肠镜

技术术语

AEC	自动曝光控制
CR	中心线(用于定位中心)
DF	数字 X 线透视
DR	数字 X 线摄影(无暗盒式摄影)
FS	焦点(大或小)
HIS	医院信息系统
IP	成像板(与计算机 X 线摄影一起使用)
IR	影像接收器
Landscape	横放(IR 相对患者的方向)
MRI	磁共振成像
OID	物像距
PACS	图像存档与通信系统
PBL	正向线束限制(准直)
PET	正电子发射断层成像
PSP	光激励荧光体成像板接收器(暗盒式或无暗盒式)
Portrait	纵放(IR 相对患者的方向)
RIS	放射科信息系统
SID	源像距
TT	台面(无滤线器)

四肢关节相关术语

ACL,PCL	前交叉韧带,后交叉韧带(膝关节)
CMC	腕关节(腕)
DIP	远端指间关节(手或足)
IP	指间关节(手或足)
LCL,MCL	外侧副韧带,内侧副韧带(膝关节)
MCP	掌指关节(手)
MTP	跖趾关节(足)
PIP	近端指间关节(手或足)
TMT	跗跖关节(足)

颅面骨相关术语

AML	听鼻线
EAM	外耳道
GAL	眉间齿槽线
GML	听眉线
IOML	听眶线
IPL	瞳间线
LML	听口线(改良 Waters 位摄影)
MML	听颏线(Waters 位摄影)
OML	听眦线
SOG	眶上沟
TEA	耳顶附件
TMJ	颞下颌关节

附录F　胶片影像接收器

米制大小(cm)	英制大小(英寸)	用途
18×24cm	(7.1×9.5 英寸)	钼靶 X 线摄影
(20.3×25.4cm)	*18×10 英寸	普通
24×24cm	(9.5×9.5 英寸)	荧光透视
(25.4×30.5cm)	*10×12 英寸	普通
24×30cm	(9.5×11.8 英寸)	普通
18×43cm	(7.1×16.9 英寸)	普通
	(7×17)	
30×35cm	(11.8×13.8 英寸)	普通
35×35cm	(13.8×13.8 英寸)	荧光透视
30×43cm	(13.8×16.9 英寸)	荧光透视
	(14×17 英寸)	
钼靶 X 线摄影		
18×24cm	(7.1×9.5 英寸)	钼靶 X 线摄影
24×30cm	(9.5×11.8 英寸)	钼靶 X 线摄影
19×23cm	(7.5×9 英寸)	钼靶 X 线摄影
直立脊柱/下肢		
(35.6×91.4cm)	*14×36 英寸	脊柱侧弯系列
(35.6×129.5cm)	*14×51 英寸	全下肢检查
下颌骨/牙齿		
(12.7×30.5cm)	*5×12 英寸	全景
(22.9×30.5cm)	*9×12 英寸	全景
31×41cm	$1\frac{1}{4}$×$1\frac{5}{8}$ 英寸	#2 成人咬翼片
22×55cm	(7/8×$1\frac{3}{8}$ 英寸)	#0 儿童咬翼片

* 这些型号的英制(英寸)胶片目前仍在使用,原因是对应型号的暗盒及滤线栅暗盒仍在继续使用。

索 引